Aurélie **SURMELY**

Est-ce normal si ?

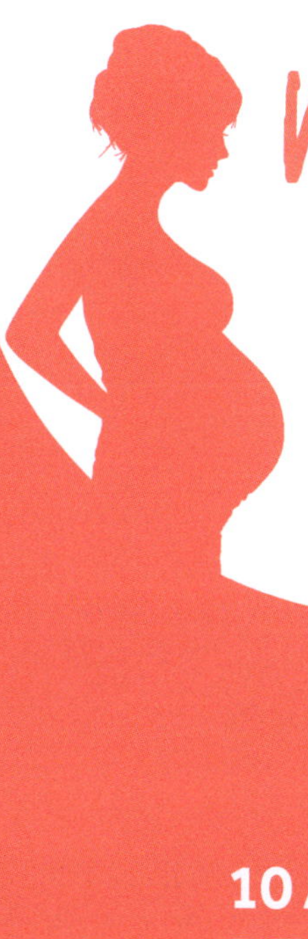

10 ANS D'EXPÉRIENCE DE SAGE-FEMME

Au service des futures mamans

LAROUSSE

Est-ce normal si ?

Direction de la publication
Isabelle Jeuge-Maynart et Ghislaine Stora

Direction éditoriale
Aurélie Starckmann

Responsable éditoriale
Nathalie Cornellana

Assistée de Manon Trahin

Préparation des textes-Relecture- Corrections
Sandrine Rosenberg

Conception graphique
Valentine Antenni

Adaptation graphique et mise en page
Sophie Compagne

Couverture
François Lamidon

Fabrication
Émilie Latour

Illustrations : Clerpée
(p.50, p.76, p.77, p.100, p.108, p.119, p.135, p.154, p.156, p.169 et p.185)

ISBN : 978 2 03 596638 4

SOMMAIRE

PARTIE 2
Ma vie de future maman 89

PARTIE 3
Avant le grand jour 141

« Le changement est une porte
qui ne s'ouvre que de l'intérieur. »

Tom Peters

INTRODUCTION

La grossesse est un moment incroyable et bouleversant. Qu'il s'agisse de votre première grossesse ou non, chacune d'entre elles est différente, parce que chaque bébé est unique, parce que le contexte est différent. Avant même de poursuivre votre lecture, j'aimerais vous dire : félicitations !

Ce livre vous donnera des réponses et des **astuces** afin de bien vivre votre grossesse mais aussi de cheminer dans votre **réflexion**, et vous permettre **de devenir actrice** durant cette période si forte de votre vie. Nous sommes toutes en chemin. Nous avons besoin d'avancer et de nous sentir en paix. Pour cela, nous devons d'abord nous engager nous-même, prendre conscience que nous sommes responsables de notre bonheur, travailler à notre développement personnel, et définir notre équilibre entre matériel et spirituel. Personne d'autre que nous ne peut savoir ce dont nous avons besoin.

Vous disposerez des informations nécessaires pour effectuer des choix éclairés et conscients. J'ai voulu ici vous partager mes connaissances, mon expertise et mon expérience afin qu'elles vous soient utiles.

Je vous envoie de belles pensées sur votre chemin de femmes, de mères. Et bien sûr, je vous souhaite une « mère-veilleuse » lecture ainsi qu'à tous les papas, compagnons et compagnes.

PARTIE 1

DÈS LE DÉBUT DE MA GROSSESSE

LA DÉCOUVERTE DE LA GROSSESSE

Le moment où l'on comprend que l'on est enceinte est un moment hors du temps. Quelque chose se fige en nous. On se retrouve assaillies par nos émotions, une joie intense, mais aussi par nos questions et nos doutes. Quelle que soit notre situation, cette nouvelle nous dépasse car nous comprenons que la vie s'est installée, là, au creux de notre ventre. L'aventure de la grossesse commence.

Quels symptômes devrais-je avoir pour être sûre d'être enceinte ?

Lorsque l'on désire une grossesse, nous sommes attentives aux moindres signes de notre corps : tension dans les seins, changement d'humeur, fatigue, nausées, odeurs devenant subitement écœurantes – comme celle du café par exemple –, retard de règles (même d'une journée)... Tout nous semble suspect, car on guette l'arrivée non pas des règles, mais tout signe confirmant une grossesse.

Beaucoup de femmes se demandent ainsi à quoi s'attendre, afin de pouvoir détecter leur grossesse au plus tôt. L'impatience de savoir croît, tout comme l'envie de ressentir cette joie indescriptible de porter la vie.

En début de grossesse, les modifications vont s'opérer sur plusieurs plans et mettre en jeu différentes hormones qu'on peut regrouper en deux grandes catégories : les hormones placentaires et les hormones maternelles.

Les hormones placentaires : HCG (hormone chorionique gonadotrope), HLP (hormone lactogène placentaire), œstrogènes (œstradiol, œstriol et œstrone) et progestérone.

Les hormones maternelles : prolactine, ocytocine et vasopressine, FSH et LH (provenant de l'hypophyse), thyroxine (l'hormone thyroïdienne), cortisone et cortisol, aldostérone et parathormone.

Toutes ces hormones vont permettre à la grossesse d'évoluer et d'aller à son terme, soit parce que leur taux diminue, soit au contraire parce qu'il augmente. Elles impactent ainsi le bébé en devenir ainsi que la mère, en l'impactant physiquement, mentalement et énergétiquement : une merveilleuse orchestration qui est aussi simple que complexe.

La progestérone, par exemple, permet à l'utérus de se relâcher ; l'hormone lactogène placentaire, dont le taux augmente tout au long de la grossesse, est responsable, entre autres, du développement des seins. L'œstrogène, parmi ces nombreux effets provoque une rétention d'eau chez la mère.

Dès le début de la grossesse, vous pouvez donc ressentir ou apercevoir certains changements tels que :

- des malaises ;
- des troubles et/ou des modifications au niveau digestif : nausées, ballonnements, constipation ou au contraire transit accéléré, goût particulier dans la bouche (de sang par exemple, dû à la sensibilité des gencives, ou de métal), hypersalivation ;
- une hypersensibilité des seins ;
- un appétit modifié et/ou un odorat beaucoup plus sensible ;
- un retard de règles et/ou une glaire cervicale différente ;
- une fatigue, une énergie et une humeur changeante ;
- une sensation de tension utérine, de douleur dans le bas-ventre.

En réalité, toutes les femmes n'ont pas forcément les mêmes symptômes et ne les vivent pas de la même façon. Par exemple, certaines n'observent qu'une tension dans la poitrine et rien d'autre. Ces manifestations varient également en fonction du stade de la grossesse et de la sensibilité de chacune aux hormones. **Votre contexte de vie et votre passé** conditionneront aussi, en partie, ce que vous allez vivre.

Quoi qu'il en soit, si vous êtes inquiète ou si certains signes vous handicapent, n'hésitez pas à consulter votre sage-femme ou votre médecin.

TÉMOIGNAGE

Ingrid, 32 ans

Je suis éducatrice spécialisée et je travaille avec des ados. Il y a presque quatre ans, j'ai vécu une expérience incroyable : celle de porter la vie. J'ai longtemps cru que tomber enceinte me prendrait beaucoup de temps, comme si un héritage familial pesait sur mes épaules – ma mère avait dû attendre huit longues années avant de pouvoir connaître la maternité et ma venue au monde. Pourtant, cela faisait quelques années que nous discutions bébé avec mon chéri. Nous avions même décidé des prénoms : ce serait Tiago pour un garçon et Aya pour une fille – en référence à mes voyages.

Quand mes menstruations ont été aux abonnés absents pendant trois mois après l'arrêt de ma pilule, je me suis dit que c'était mauvais signe. Lorsque certaines guettent le moment où leurs règles vont cesser de se manifester, j'attendais au contraire, pour ma part, ce signe rougeâtre pour me dire que tout allait bien dans mon corps.

Trois mois s'étaient ainsi écoulés et un test de grossesse négatif m'avait fait comprendre dès le début que mon cycle menstruel n'avait pas retrouvé son rythme initial.

Puis les premiers signes apparurent : une tension dans la poitrine et, un jour, une tache de sang dans ma culotte. J'en ai failli faire une danse de la joie ! Ça y est, j'en étais sûre, mes règles allaient arriver. Puis plus rien. Pas de douleurs en bas du ventre, pas de traces de sang. L'espoir que mon cycle féminin ressurgisse s'amenuisait de jour en jour. Jusqu'à cette fameuse « gastro », attrapée fin janvier 2015. J'étais persuadée que les adolescents avec qui je travaillais m'avaient transmis le virus ; c'était la saison.

C'est mon chéri qui lança le premier l'idée que cela pouvait être le signe d'une grossesse. Je me revois lui dire : « Non, ce n'est pas possible, je n'ai pas eu mes règles, je n'ai pas de cycles. » Finalement, le doute s'installant, je me rendis à la pharmacie pour acheter LE test. Test que je ne fis que le lendemain matin pour être sûre que mon urine soit bien concentrée. À peine avais-je fini d'uriner sur le bâtonnet que je vis immédiatement apparaître la deuxième ligne. Il était positif ! POSITIF !!!

Comment était-ce possible ? Je ne comprenais pas. Alors que je restais bouche bée devant ce miracle, mon compagnon commençait à estimer le nombre de mois à attendre. « Mais attends, je ne sais pas depuis combien de temps je suis enceinte ! » lui dis-je. L'échographie de datation, quelques jours plus tard, confirmera une grossesse d'un mois et demi. Quel moment exceptionnel ! Et quelle surprise ! Encore maintenant, un sentiment de gratitude m'envahit en repensant à ce moment. Merci. Quel cadeau.

Aujourd'hui, notre petite Aya a trois ans et elle est notre rayon de soleil. Ce prénom prend tout son sens, à la fois multiculturel et universel. Au Japon, Aya veut dire « beauté sauvage ». Dans une partie de l'Afrique de l'Ouest, c'est un prénom donné aux petites filles nées un vendredi, et c'est évidemment un vendredi qu'elle a décidé de se présenter à nous. Mais c'est surtout au Maghreb que ce prénom est révélateur pour moi : Aya y signifie « signe du destin », « miracle ».

Sentir pendant le rapport qu'il sera fécondant : est-ce possible ?

Il m'est arrivé de rencontrer des femmes qui m'ont raconté qu'elles savaient exactement quand elles avaient conçu leur bébé. Certaines m'ont précisé avoir eu cette certitude pendant le rapport sexuel. Je ne suis donc pas étonnée par cette affirmation !

Nous ne sommes pas toutes si réceptives ou sensibles, mais lorsque c'est le cas, je trouve cela merveilleux : faire naître la vie en pleine conscience, en présence, c'est extraordinaire.

Nous sommes d'ailleurs amenées, pendant notre grossesse et notre accouchement, à faire appel à notre intuition. C'est une période fascinante où beaucoup de femmes découvrent leur potentiel, inestimé et inestimable, et entrent en contact avec le monde de l'invisible et, *a fortiori*, de l'essentiel : ce qui anime notre être profond, ce qui vibre dans notre cœur. Plus subtile, cette nouvelle énergie, lorsqu'elle est accueillie consciemment, nous permet d'explorer ce que l'on pourrait appeler notre sixième sens, nos capacités extrasensorielles.

TÉMOIGNAGE

Nathalie, 29 ans, 2 enfants,
Victor, 22 mois et Apolline, 1 mois et demi

Comme pour la première grossesse, j'ai eu le sentiment – ou plutôt le pressentiment – que j'étais enceinte ! La nuit même, je l'ai senti. Les nuits suivantes, je le sais : je ne dors pas bien, je suis éveillée et j'écoute mon corps.

Je regarde mes derniers cycles, je calcule – mes cycles entre les deux grossesses n'ont jamais été réguliers, entre 25 et 35 jours – et je surveille l'arrivée éventuelle de mes règles. J'ai un jour de retard, puis deux, puis trois... Je le dis à mon mari qui s'exclame : « Ah ! Mais attends, c'est trop tôt ! » Oui, je le sais bien, c'est pour cela que j'attends.

Tous les jours, je patiente en ayant juste envie de franchir les portes de la pharmacie !

Je file enfin acheter le fameux test que je conserve dans la salle de bains. Après sept jours de retard (trente-cinquième jour de cycle), je me décide à l'utiliser – tôt le matin et sans prévenir mon mari. Il est positif ! Je le savais !

J'ai de l'appréhension pour mon bébé arc-en-ciel ?

Un bébé arc-en-ciel est un bébé qui arrive après une fausse couche ou après la naissance d'un bébé sans vie.

Nombreuses sont les femmes ayant vécu des fausses couches. Parfois, très précoces, elles passent inaperçues. Mais, si la grossesse était connue et/ou attendue, elles peuvent être vécues consciemment et très douloureusement.

C'est une épreuve sur laquelle il est difficile de mettre des mots. Le terme de « bébé arc-en-ciel » teinte ainsi la nouvelle grossesse de beaucoup d'espoir.

Gardez à l'esprit que chaque grossesse, chaque naissance et chaque bébé sont différents. Il existe plusieurs façons d'accompagner ce que vous vivez. Il faudra d'abord évaluer où vous en êtes de votre deuil, de votre confiance en vous, en la vie, puis petit à petit, accepter cette nouvelle grossesse comme un nouveau voyage, une nouvelle histoire.

Vous n'êtes pas la seule et vous n'êtes pas seule. Des rencontres ou des échanges peuvent éclairer votre chemin (associations, groupes Facebook, blog, thérapeutes…).

Nous n'oublions pas, mais nous avançons. J'espère que vous lirez entre ces quelques lignes toute la bienveillance et la douceur que je ressens, en vous écrivant.

TÉMOIGNAGE

Séverine, 45 ans, 2 enfants, dont une étoile au ciel…

Lettre pour Chloé et Ange, son frère des étoiles

Tu es ma seconde grossesse, environ deux ans après celle de ton grand frère Ange, que tu ne connaîtras qu'à travers notre récit, parti rejoindre le ciel étoilé tel un météore laissant une pluie d'amour et de cadeaux sur son passage.

Je t'ai tellement attendue ! Et même si, au moment de ta conception, j'ai su que tu étais là, au creux de mon ventre, il m'a fallu attendre un peu et le vérifier pour en être sûre… À ce moment-là, la joie, le soulagement mais la peur aussi, ont fait leur apparition. Au bout d'une semaine, mes craintes de te perdre étaient bien présentes. J'avais l'impression de voir tous les problèmes qui pouvaient arriver durant la grossesse et l'accouchement ; je me disais que, finalement, j'avais peut-être une chance sur cent de mettre au monde un enfant vivant !

Nous avons tendance à voir la vie en noir au prisme de notre histoire. Alors, j'ai décidé de travailler sur moi afin de bien vivre cette grossesse. Je savais qu'elle était là pour m'apprendre à avoir confiance et à accepter l'avenir. C'était le cadeau qu'Ange était venu m'apporter. Et toi, tu étais là pour m'aider à le mettre en pratique.

Pour cela, j'ai été aidée par une personne qui m'est chère, qui se trouve être gynécologue, mais aussi fondateur d'un accompagnement et d'une préparation à la naissance et à l'accouchement prenant en compte les aspects psychiques de la parentalité. Cette préparation se faisait sous forme de « week-ends naissance », par le biais d'une association dans laquelle j'étais très investie depuis quatre ans. C'est donc naturellement que ton papa et moi avons choisi d'être ainsi épaulés pour chacune de mes deux grossesses.

Passer deux jours complets avec lui chaque trimestre de la grossesse – chacun des trimestres étant axé autour d'une connaissance qu'il fallait découvrir puis assimiler à travers une pratique personnelle – m'a permis de me poser dans le flot de ma vie agitée : ce n'était pas un luxe.

Nous nous sommes donc préparés à être parents afin d'assumer pleinement nos responsabilités : celles de te mettre au monde et de te conduire vers ton épanouissement.

C'est ainsi que j'ai appris à surmonter chaque peur qui s'annonçait, à comprendre qu'elle était injustifiée et qu'elle provenait de mon passé. J'ai aussi beaucoup écrit. J'ai notamment tenu un journal de grossesse où, chaque semaine, je relatais ce qui s'animait en moi, ce que je ressentais pour toi... J'ai collé plein de Post-it® dans toute la maison, me rappelant que tu allais bien, petite grenouille en construction au creux de mon ventre.

J'ai aussi appris à prendre soin de moi et de mes envies, ce qui n'a pas été simple quand la culpabilité pointait le bout de son nez alors que tout se passait comme on le souhaitait.

Nous nous sommes ensuite préparés à cette rencontre inoubliable avec toi. D'abord en rédigeant le projet de naissance qui m'a permis de mettre en mots, de manière bienveillante pour le personnel médical, la façon dont nous souhaitions t'accueillir.

Merci Chloé de m'avoir fait vivre cette merveilleuse période qu'est la grossesse et merci Ange de m'avoir préparée à la venue de ta sœur.

Comment accepter une grossesse qui n'était pas attendue ?

Une grossesse « surprise » peut être plus ou moins bien vécue dans un couple. L'accepter n'est pas toujours simple car, avant même la conception d'un bébé, il existe une période de **gestation psychique**. Elle serait plus ou moins équivalente au temps de la grossesse, soit neuf mois avant que bébé soit conçu.

Dans la plupart des livres ou des thèses sur le sujet, il est question d'une gestation psychique uniquement pendant la grossesse. Mais dans la pratique, j'ai observé deux phases bien distinctes :

- une première qui commence avec le projet de concevoir un bébé, avec une phase de désir inconscient et une autre de désir conscient ;
- une deuxième qui se prolonge lorsque le bébé est installé, pendant les neuf mois suivants.

Ainsi, lorsque l'une de ces étapes n'a pas été vécue, préparée puis acceptée – même s'il est naturel de vivre des sentiments contradictoires dès le désir de grossesse, « un jour oui, un jour non » –, il est probable qu'un trouble se manifestera, plus ou moins important suivant les femmes et les couples.

Lorsqu'une maman m'explique qu'elle ne souhaitait pas cette grossesse et qu'elle exprime entre les lignes de la culpabilité, je lui demande si, à présent, elle l'accepte. En général, si ces femmes viennent dans mon cabinet, c'est parce qu'elles ont fait le choix de garder leur bébé, mais le besoin de parler des doutes qu'elles ont éprouvés reste bien présent, de même que celui de comprendre pourquoi elles se sentent si perdues, avec un mélange de culpabilité et de peur.

Il est important d'apporter de la douceur. La vie nous propose des défis que nous préférerions, la plupart du temps, éviter. Mais nous avançons avec et comprenons que nous ne pouvons pas tout contrôler. Nous expérimentons alors, malgré nous, ce grand lâcher-prise.

TÉMOIGNAGE

Laura, 30 ans (enceinte à 28 ans), 1 enfant

Lorsque j'ai appris ma grossesse, ce fut assez confus. Je ne m'y attendais pas du tout – alors que j'étais déjà à 2 mois et demi – et je ne ressentais pas le « côté maternel ». Juste après avoir vu le résultat de mon test de grossesse et l'avoir partagé joyeusement avec mon conjoint, je me suis sentie comme livrée à moi-même, un peu seule. Je ne savais pas quoi faire, comment faire, où aller, ni à qui en parler. Par quoi commencer ?

Je me souviens m'être assise dans un fauteuil en face de ma baie vitrée. C'était un après-midi de février, ensoleillé mais froid. Je faisais des recherches sur Internet, un peu sous le coup du stress, puis j'ai senti la chaleur du soleil m'envelopper. Cela m'a fait me sentir comme dans un cocon. Je me sentais d'un coup comme connectée à mon moi intérieur, celui que je n'avais jamais connu, puis, comme mon bébé, entourée, au chaud et en sécurité.

Une – très gentille – naturopathe a ensuite pu m'aider au début de ma grossesse et me permettre d'être en paix avec cette nouveauté qui allait changer radicalement ma vie, à tout jamais. Après avoir accepté ce bouleversement, j'ai pu vivre la suite de ma grossesse sereinement.

J'ai eu des saignements alors que je pensais être enceinte ?

Un léger saignement en début de grossesse n'est pas rare, puisqu'il concerne plus ou moins 25 % des femmes. Plusieurs explications sont possibles.

En tout début de grossesse, c'est-à-dire vers le deuxième jour suivant la fécondation, l'embryon est implanté suffisamment profondément dans la zone spongieuse de l'endomètre (paroi interne de l'utérus). À ce stade, le saignement utérin est possible car les artérioles et les veinules sont ouvertes afin de favoriser la circulation utéro-placentaire (entre l'utérus et le placenta). Ce saignement peut être confondu avec un début de fausse couche ou le retour des règles, alors qu'il n'en est rien.

Un saignement peut également être dû à la perte d'un deuxième embryon. Il existe d'autres raisons, mais ce sont les plus courantes. Aussi, dans le doute, il est préférable de signaler un saignement à un professionnel de santé.

Comment et quand annoncer ma grossesse à la famille ?

En général, nous hésitons à annoncer la nouvelle trop tôt par crainte des réactions de notre entourage et de l'obligation de devoir partager une triste nouvelle si la grossesse ne tient pas. Mais essayons de regarder la situation sous un angle différent : aurai-je besoin de soutien en cas de fausse-couche ? Aurai-je envie de passer cette grossesse sous silence même si je ne vais pas au bout du chemin ?

Une fois que vous aurez répondu avec votre cœur à ces questions, il vous sera plus facile de faire un choix, qui ne pourra être qu'une décision personnelle.

DE VOUS À MOI

De mon côté, j'ai choisi sans hésiter d'annoncer que j'étais enceinte dès que je l'ai su. J'ai effectué très tôt une prise de sang qui m'a permis de le confirmer et j'ai alors tout de suite appelé ma famille. Je n'avais qu'une envie, c'était de crier au monde : « Je suis enceinte ! » Je connaissais, comme vous, les risques d'une déclaration à ce stade. Mais à mon sens, cette âme avait choisi de venir et, même si c'était pour une courte durée, je voulais l'honorer, l'accepter de tout mon être sans vivre dans la peur ni l'angoisse. Je voulais aussi qu'elle soit accompagnée par les personnes que j'aime.

Je sais pertinemment qu'il s'agit d'un choix personnel, mais il me semble intéressant de témoigner du fait que l'on peut très bien vivre une annonce précoce. Nous nous sentons vite submergées par des sentiments différents et devons gérer ce tumulte psychique. Alors, pour couper court aux pensées négatives incessantes, pourquoi ne pas se rappeler de cette phrase du renard dans *Le Petit Prince* de Saint-Exupéry : « On ne voit bien qu'avec le cœur. »

Votre cerveau est logique et votre cœur intuitif, connecté. Utilisez leurs capacités pour éclairer vos zones d'ombre.

TÉMOIGNAGE

Céline, 31 ans

Je suis chef d'équipe sûreté dans les facultés à Nantes. Je faisais partie de celles qui disaient : « Moi maman ? Jamais ! Les bébés, c'est moche, ça sert à rien et ça ne fait que pleurer. » Puis, à l'approche de mes trente ans, avec mon conjoint, qui partage ma vie depuis onze ans, nous nous sommes mis à parler d'enfant. Pour la première fois, je m'imaginais mère. Nous avons donc décidé de mettre la machine en route.

Pour mon anniversaire, il m'avait préparé une surprise : un voyage en Angleterre, durant lequel il m'a demandé en mariage. J'ai accepté mais je ne lui ai pas tout dit car, à ce moment-là, je pressentais que j'étais enceinte. En rentrant du voyage, j'ai fait un test. Bingo ! C'était confirmé.

Je suis allée lui chuchoter la bonne nouvelle à six heures du matin, il était vraiment heureux ! Malheureusement, il a reçu une très mauvaise nouvelle quelques jours après : son père était atteint d'un cancer qui ne pouvait pas guérir. Ses parents avaient abandonné l'idée qu'ils seraient un jour grands-parents car nous leur avions dit ne pas vouloir d'enfant. Nous avons alors décidé de leur annoncer la nouvelle même si cela ne faisait qu'un mois que j'étais enceinte. Il fallait redonner de l'espoir au père de mon conjoint, lui procurer de l'air frais pour pouvoir combattre cette fichue maladie.

Nous sommes allés les voir avec un bavoir acheté lors de notre voyage en Angleterre et ils ont fondu en larmes. C'est là que tout a commencé. Ma vie débutait vraiment. Dès le début de ma grossesse, j'ai tout mis en œuvre pour que cela se passe au mieux. Je mangeais sainement sans faire d'écarts, j'étais en pleine forme, avec une santé de fer. En fait, je ne m'étais jamais sentie aussi bien. Moi qui n'étais pas très féminine, je me suis complètement (re)découverte. Je me trouvais même belle. Je pense que la grossesse a complètement modifié ma vision de la vie. J'ai continué à être très active. J'ai travaillé jusqu'au bout sans problème. J'adorais sentir mon fils bouger : il s'agitait tout le temps et jusqu'à la fin. Ma grossesse s'est déroulée à merveille. Les échographies étaient toutes émouvantes, surtout celle de l'annonce du sexe du bébé.

Mon enfant a maintenant onze mois et demi et je l'allaite toujours. Je ne pratique que le portage, donc pas de poussette, une motricité libre et beaucoup de bienveillance. Une phrase que je garderai en mémoire est celle de mon conjoint Benoît, qui m'a dit à la fin de ma grossesse : « Ton cœur était une pierre et il s'est transformé en marshmallow ! » Il m'a toujours dit que j'étais une personne assez dure mais que, depuis ma grossesse, j'avais appris à laisser s'exprimer mes émotions et surtout à accepter celles des autres.

Je ne retiens que du positif de ma grossesse. Si seulement toutes les femmes pouvaient en avoir un aussi beau souvenir, ça serait formidable : être en harmonie avec son corps, sentir cet être grandir et se développer, profiter de chaque journée à percevoir ses mouvements ou même son simple petit hoquet, lui parler ou lui chanter une chanson à travers son ventre.

Si un jour mon enfant a le plaisir de lire ces quelques lignes, j'en serai ravie et fière. À toi mon fils Scott, qui m'a vraiment appris ce que le mot amour voulait dire.

On me recommande de prendre des compléments alimentaires : est-ce vraiment nécessaire ?

Les compléments alimentaires, composés généralement d'acide folique, d'iode, de fer, d'oméga 3, de vitamines (B1, B2, B5, B6, B12, C et E), de magnésium et de cuivre, sont donnés de manière quasi systématique aux femmes enceintes.

J'émets cependant quelques réserves. Si la grossesse va effectivement demander une énergie particulière, notre corps aura surtout besoin que l'on prenne soin de lui, en lui apportant tout ce qui va lui permettre de fonctionner correctement : une nourriture de qualité, équilibrée et cuisinée, ingérée en pleine conscience.

Par conséquent, les vraies questions vont être :

- De quoi mon corps a-t-il **réellement besoin** pour que la grossesse se passe au mieux pour mon bébé et moi ?
- Est-ce que je démarre cette grossesse avec un bon **capital santé** ?
- Mon alimentation est-elle **saine et équilibrée** ?

Je ne suis pas favorable des actes ou des recommandations systématiques, mais, dans la mesure du possible, plutôt pour une **approche individuelle**. L'alimentation est une question très importante pour vous et pour le professionnel de santé qui suit votre grossesse. Vous pouvez effectuer un bilan sanguin afin de déterminer d'éventuelles carences (suivant votre hygiène alimentaire, votre état de santé, vos antécédents ou si vous suivez un régime particulier, par exemple), un bilan nutritionnel en consultant un(e) nutritionniste, ou encore un point avec votre sage-femme ou un(e) naturopathe. Il existe de multiples façons d'aborder l'alimentation sous un angle positif et non normatif.

À SAVOIR

Les vitamines sont essentielles pour le bon fonctionnement de l'organisme, mais aussi pour le développement de votre bébé. On retrouve les vitamines du groupe B, ainsi que les vitamines A, D, E, C, K. Elles agissent à tous les niveaux : la peau, les cheveux et les ongles, mais aussi les os, le système nerveux, la vue, la fertilité, le système cardiovasculaire, le système immunitaire, la coagulation et même la synthèse de l'ADN...

Elles sont souvent dépendantes d'autres facteurs pour être bien absorbées. Par exemple, la vitamine D est synthétisée grâce aux rayons du soleil ; ou encore la vitamine K qui aide à l'assimilation de la vitamine C.

Le saviez-vous ? Des vitamines sont produites par les bactéries du côlon (c'est-à-dire une production endogène) : thiamine (vitamine B1), vitamine K, vitamine B12 par exemple.

Ce que dit l'OMS (Organisation mondiale de la santé) au sujet de l'alimentation de la femme enceinte

(mise à jour en juillet 2018)

« Des conseils en faveur d'une alimentation saine et du maintien d'une activité physique pendant la grossesse sont recommandés pour les femmes enceintes afin qu'elles restent en bonne santé et n'enregistrent pas un gain de poids excessif. » L'OMS précise également que les populations sous-alimentées devront augmenter leur consommation énergétique et protéinique.

Pour autant, nous ne pouvons ignorer que la qualité de nos aliments est moindre que par le passé. Et si notre faculté d'adaptation est surprenante, celle-ci peut parfois se faire sur plusieurs générations. La prudence concernant l'alimentation devra être au rendez-vous et l'attention que vous porterez sur la qualité de vos aliments sera essentielle.

Le conseil naturopathie, par Julia Simon

Les bienfaits des **oméga 3** pendant la grossesse sont multiples. Ces fameux « bons gras », notamment le DHA, sont aussi bénéfiques pour la maman – maintien de la sérénité et des capacités cognitives, limitation des vergetures, préparation au post-partum – que pour le bébé – développement du cerveau, des yeux et formation des neurones. On les trouve principalement dans les poissons gras tels que le saumon, le thon, la sardine, le maquereau et l'anchois. Les océans sont aujourd'hui tellement pollués que ces poissons contiennent également de fortes concentrations en métaux lourds et en résidus de PCB.

Pour éviter cette pollution, l'apport de DHA *via* une supplémentation est préférable. Choisissez des huiles labélisées EPAX® qui certifient, entre autres, que les poissons utilisés sont dépollués et proviennent d'une pêche durable (label de l'ONG Friend of the Sea®), et qu'il s'agit d'huiles non oxydées (norme Qualitysilver®), confirmant ainsi leur pureté.

Les futures mamans végétariennes trouveront des oméga 3 dans les graines de chia, le lin, le colza et le chanvre. Pour des apports en DHA végétal, il existe des compléments alimentaires bio à base d'algues comme le schizochytrium.

DE VOUS À MOI

L'alimentation ne consiste pas uniquement à ingérer des aliments. Elle est en réalité une vraie philosophie. Il est important de lui donner du sens, de respecter son corps comme un temple sacré, de cuisiner en étant le plus aligné possible – c'est-à-dire en adéquation avec ce que l'on pense, ce que l'on fait, ce que l'on vit –, mais également d'être à l'écoute de ses réactions, de son corps… Tout un art de vivre !

Il est primordial de prendre conscience que la nourriture et le matériel que l'on utilise pour cuisiner doivent être en cohérence avec notre équilibre, notre physiologie et notre santé. Pour ce faire :

• privilégiez une nourriture biologique ;

• éliminez autant que possible les ustensiles de cuisine contenant des perturbateurs endocriniens pouvant être libérés par le mode de cuisson (comme les récipients en plastique lorsqu'ils sont chauffés au micro-ondes) ;

• si vous utilisez des récipients en plastique, pour éviter de libérer des particules, prenez garde à l'acidité du contenu (citron, vinaigre blanc,…) et évitez l'action mécanique d'une éponge utilisée avec la face rugueuse ou celle d'un couteau ;

• utilisez des casseroles, poêles ou autres en inox 18/10 ;

• ne surchauffez pas les aliments pour ne pas diminuer ou détruire leur valeur nutritive ainsi que leurs enzymes.

« On conseille aux femmes enceintes d'arrêter la cigarette, mais rarement d'arrêter de consommer du Coca-Cola® et de ne pas faire chauffer leur Tupperware® dans le micro-ondes. »

Gilles Lartigot,
extrait du livre *EAT : Chroniques d'un fauve dans la jungle alimentaire*

Nous sommes tous conscients de nos incohérences alimentaires. Nous savons aussi qu'il est vain de vouloir tout révolutionner d'un coup, car cela serait difficile à tenir sur le long terme. Voici cinq pistes de réflexions, pour mettre en place une nouvelle façon de s'alimenter.

• Prenez le temps, en fin de journée, de **dresser votre bilan alimentaire**. Il s'agit de noter ce que vous avez mangé et à quel moment de la journée ; si vous avez pris le temps de cuisiner, si vous avez aimé cuisiner, si vous avez trouvé que vos plats étaient bons et comment vous vous êtes sentie après les avoir mangés. Débriefez et prenez du recul : quels seraient les points à améliorer ?

• **Prenez au moins une décision et tenez bon !** Comme on l'a vu plus haut, tout révolutionner n'est pas forcément la meilleure solution. Mais s'engager à réaliser une action à la fois jusqu'à ce qu'elle devienne une habitude est plus viable dans le temps. Vous pouvez par exemple vous dire : « Je rajoute un légume supplémentaire ou une couleur de plus dans mon assiette. »

• Enceintes, nous avons besoin **de manger de plus petites quantités, mais plus régulièrement**, pour éviter, entre autres, l'hypoglycémie. Veillez à avoir dans votre sac à main des oléagineux, comme des noisettes, des amandes ou des noix, mais aussi des fruits secs (figues, bananes, abricots…) dans un petit sachet (pourquoi pas en coton biologique). En vous assurant un encas nutritif, vous éviterez de craquer devant une boulangerie (normalement !).

• **Prenez conscience** que votre état émotionnel et énergétique a un impact sur la nourriture que vous préparez. Toutes les structures moléculaires captent l'énergie qui les entoure : ainsi, elles se modifient suivant leur environnement. Essayez de prendre le temps, d'accepter que les aliments ne soient pas justes des produits alimentaires, inertes et sans intérêt ou presque : ils doivent vous nourrir sur tous les plans.

• **Pensez à consommer régulièrement de la nourriture vivante, comme des fruits et des légumes crus :** des aliments dans leur état naturel, si possible, fraîchement cueillis et biologiques. Les aliments non modifiés apportent des nutriments de qualité – ou possèdent des qualités nutritives que n'ont pas forcément les aliments cuits. Bien que les crudités et les fruits soient complémentaires, nous n'en mangeons la plupart du temps pas assez pour couvrir les besoins de l'organisme. Peut-être sera-t-il plus facile pour vous de les déguster sous forme de jus, par exemple (prenez bien soin de respecter les proportions fruits/légumes) ?

À SAVOIR

La nourriture vivante : quelques exemples

- Aliments et boissons lacto-fermentés.
- Fruits acides, gras, doux, aqueux et oléagineux (citron, avocat, pomme, fraise, noix trempées...).
- Graines germées.
- Légumes : feuilles, marins (algues), racines.
- Salades vertes, plantes, aromates (ciboulette, basilic...).

Privilégier une cuisson douce

Une cuisson à l'étouffée, au bain-marie ou mieux, à la vapeur douce, permet de conserver au maximum les nutriments et les enzymes, et de garantir la préservation de leur goût. Petit plus : vous ne carboniserez pas les aliments comme avec la poêle !

BIO - BON - LOCAL

Pour que les aliments que vous consommez soient parfaits pour vous, prenez le temps de vérifier leur provenance et les éventuels traitements qu'ils ont subis. Si possible, tournez-vous vers des producteurs locaux et bio.

Est-ce trop tôt pour consulter ?

Vous pouvez consulter, à n'importe quel moment et à n'importe quel stade de votre grossesse, une sage-femme ou tout autre professionnel médical. Sentez-vous libre d'échanger, de poser vos questions et de recevoir quelques informations vous permettant de vivre au mieux cette période incroyable qu'est la grossesse. Ce moment de partage et d'écoute peut vous aider.

D'un point de vue médical

Vous pourrez être guidée afin de faire face aux tempêtes émotionnelles, à une addiction comme celle à la nicotine, ou en cas de surcharge pondérale, par exemple. La sage-femme vous conseillera aussi et éventuellement vous orientera vers d'autres professionnels (psychologue, kinésithérapeute-ostéopathe, médecin spécialiste...) à même de vous accompagner et de vous aider, si nécessaire, à votre demande.

Humainement

Ces moments peuvent être l'occasion également de tisser un lien avec la sage-femme que vous aurez choisie, de découvrir diverses approches lors des séances de préparation à la naissance et à la parentalité (PNP), ou simplement d'échanger sur des points importants de votre vie de futurs parents. Vous allez vivre une expérience forte et unique. Partager ses sentiments ou ses émotions, ses joies comme ses peines, c'est aussi s'autoriser à faire confiance et à se faire confiance.

Plus que cela encore, ces échanges sont un excellent remède à la solitude. Notre société actuelle ne nous invite pas à « être ensemble ». Nous sommes isolées, pour une grande majorité d'entre nous. Je précise tout de même que ce n'est pas le cas dans de nombreux pays. Mais j'ai espoir que cela change, car nous avons besoin de nous soutenir, de ressentir de la sororité, cette solidarité féminine, d'être écoutées, comprises, accompagnées et rassurées.

Je culpabilise car je ne voulais pas garder cette grossesse ?

La vie est parfois très tumultueuse. Elle peut vite nous bousculer. Nous sentons alors notre existence se dérober sous nos pieds et sommes envahis par le désespoir, comme une chape de plomb. Nous avons tous connu un jour ce moment-là, ou le connaîtrons très probablement.

Je ne suis pas psychologue, non. Mais je suis un être humain sensible, tout comme vous. Et lorsque je reçois des femmes portant la vie et souhaitant mettre un terme à leur grossesse, je ne peux qu'être dans l'écoute. Nous avons toutes un parcours de vie qui nous est propre. Nous vivons toutes des expériences qui nous modèlent, par la force des choses.

J'ai appris, depuis le début de mes études de sage-femme, que je n'étais pas en mesure de comprendre le dessein de chaque être humain. Je n'ai pas conscience de tout ce qu'implique une vie, de ce que nous devons vivre, ni pourquoi. J'ai surtout appris à accompagner, du mieux que je pouvais le faire.

J'ai donc accompagné chaque femme, chaque histoire, chaque chemin de vie, du mieux que j'ai pu. Ce que j'ai compris ? Probablement que nous ne devrions pas nous arrêter à des ressentis de culpabilité ou de victimisation. Je crois profondément que nous avons un potentiel énorme, mais aussi des limites. Nos limites humaines.

Ce qui est important n'est pas ce que je pense. Ce qui est essentiel, c'est d'accueillir ce que la personne vit. Nous avons le droit de ressentir des choses. **Notre ressenti, notre vécu est réel, il nous appartient.**

Lorsque l'on a besoin et/ou envie d'être accompagnée, guidée, ou tout simplement acceptée, il est précieux d'avoir une personne présente, mais qui ne porte pas de jugement. **Une personne qui percevra, au-delà de ses propres croyances, la réalité de l'autre.** Ce n'est qu'à ce moment-là que débute l'accompagnement.

La décision de l'interruption de grossesse appartient à chaque femme. Le rôle de la sage-femme sera alors de lui permettre de faire un choix éclairé, en lui apportant des éléments de réponse ou des informations afin de vivre au mieux cette épreuve.

TÉMOIGNAGE

Camélia, 29 ans, 3 enfants

Ma troisième grossesse a été une véritable surprise. Moins d'une semaine après le décès de mon père, j'ai remarqué que j'avais du retard dans mes règles. Attribuant cela au stress des derniers jours et sans plus de conviction, j'ai fait un test de grossesse afin de faire taire la petite voix dans ma tête. Au bout de quelques minutes, alors que je m'apprêtais à jeter le test, j'ai remarqué ce fameux deuxième trait bleuté que j'avais tant attendu pour mes deux premières grossesses. J'étais enceinte !

J'ai annoncé la nouvelle à mon époux qui fut aussi surpris que moi. J'étais totalement chamboulée par cette nouvelle : vivre un deuil en portant la vie est une expérience très particulière au niveau émotionnel. Seulement voilà, en plein deuil, je ne me sentais pas la force de vivre les chamboulements d'une grossesse et je culpabilisais de me répéter intérieurement que je ne voulais pas d'autre enfant pour le moment.

Un soir, j'ai avoué dans un soupir à mon conjoint que je n'aimais pas ce bébé, que je n'en voulais pas et combien je me sentais en colère de devoir vivre des émotions contradictoires simultanément. Plutôt que de me tenir un discours moralisateur qui m'aurait sans doute fait culpabiliser plus encore, mon mari m'a simplement écouté, a accueilli mon ressenti malgré la « violence » de mes mots. Ça a été un vrai soulagement. Je me suis sentie libérée de pouvoir exprimer cette tempête intérieure. Et, au fur et à mesure que le temps passait, je me suis rendue compte que je ne les pensais pas le moins du monde : j'étais simplement triste à l'idée que mon père ne rencontrerait pas cet enfant, lui qui aimait tant ses petits-enfants.

D'ailleurs, pour l'anecdote, alors que nous gardions la surprise, j'ai rêvé de mon père qui m'annonçait la venue d'une petite fille ainsi que son prénom, celui que nous avons choisi de lui donner : Safiya, qui signifie la pureté.

M'être autorisée à mettre des mots sur mes maux a été très salvateur et m'a permis de vivre la fin de ma grossesse de manière sereine. Cette expérience, si douloureuse au départ, m'a réconciliée avec la Vie et avec moi-même. J'ai pu accueillir notre fille comme je l'espérais, en me reconnectant à ma force féminine intérieure et par la grâce de Dieu.

Je n'en peux plus des maux de grossesse : comment faire ?

Les maux de grossesse (nausées, fatigue...) peuvent parfois s'avérer très handicapants au quotidien. Et même si nous savons que la grossesse les induit de fait, principalement au premier trimestre, il est parfois difficile de les accepter.

Loin d'être une fatalité sur laquelle il est impossible d'agir, vous pouvez vous soulager d'abord par des méthodes naturelles, puis passer à l'étape suivante si nécessaire, en ayant recours à des médicaments que votre sage-femme ou votre médecin vous auront prescrits.

Rappelez-vous néanmoins que les maux de grossesse sont les signaux d'une formidable adaptation de notre corps. Laissez votre mental s'apaiser ; dans la très grande majorité des cas, ils disparaissent complètement dès la fin du troisième mois. En effet, le corps aura trouvé un équilibre – notamment au niveau hormonal – et se sera adapté aux changements générés par la grossesse.

DE VOUS À MOI

Quelques petits conseils pour soulager vos maux de grossesse.

• Pour faciliter la circulation sanguine et lymphatique
Pensez à surélever les pieds de votre lit afin que vos jambes soient légèrement relevées. Cela vous soulagera rapidement. Petite astuce très efficace : j'avais moi-même glissé les tomes d'*Harry Potter* sous les pieds de mon lit ! Je n'ai pas été inspirée la nuit pour écrire des sagas aussi fantastiques, mais pour le reste, ça fonctionnait très bien !

• Pour mieux vous reposer et vous soulager
Coincez entre vos genoux, et sous votre ventre si vous dormez sur le côté, un coussin d'allaitement ou des oreillers. Si vous dormez sur le dos, placez-en un gros sous votre tête jusqu'aux omoplates, afin de vous surélever un peu et éviter les reflux gastriques après le dîner.

• Pour faciliter la digestion et limiter l'acidité gastrique
Essayez de ne pas dîner juste avant d'aller vous coucher et consommez des aliments que vous digérez bien. Cela peut varier d'une personne à l'autre. Par exemple, je ne pouvais pas manger de concombre sans avoir des brûlures d'estomac. Si ça a été le cas pour moi, ça ne le sera pas forcément pour d'autres. Il vous faut prendre le temps d'observer comment votre appareil digestif réagit face à votre assiette alimentaire. Cela dit, vous pouvez tout de même éviter d'office de trop épicer vos plats et faire en sorte d'intégrer suffisamment d'aliments alcalinisants (fruits et légumes crus).

• Une recette anti-reflux
Le soir, versez l'équivalent d'une cuillère à soupe d'argile verte en poudre dans un grand verre et complétez avec de l'eau. Laissez décanter toute la nuit. Le matin, vous verrez qu'un dépôt d'argile s'est formé au fond du verre et que l'eau est devenue un peu trouble. Lorsque vous finissez un repas ou que vous en ressentez le besoin, buvez quelques gorgées de cette eau. Jetez le contenu du verre une fois qu'il ne reste presque plus d'eau pour ne pas risquer de boire l'argile. Vous pouvez utiliser cette méthode autant de fois que nécessaire mais si les reflux persistent, signalez-le à votre sage-femme.

• Les approches dites douces ou alternatives
Ce n'est pas parce que les maux de grossesse sont naturels que l'on ne peut pas les soulager. Pour cela, il existe une multitude d'approches : ostéopathie, acupuncture, hypnose, naturopathie, homéopathie, Communication Quantique, sophrologie…

• Pour votre bien-être
Faites-vous masser : rien de tel pour sécréter de l'ocytocine, l'hormone de l'amour. Le massage procure détente et réconfort. L'utilisation d'une huile végétale (de rose, par exemple) permet en plus d'hydrater la peau. Le massage améliorera également la circulation veineuse et lymphatique. Avec un petit brin d'humour, je vous propose de rédiger une ordonnance – factice bien sûr, que vous signerez –, comme dans l'exemple ci-dessous, destinée à votre compagnon ou compagne.

Ordonnance

Se faire masser le corps entier avec une huile végétale tous les jours pendant 30 minutes par son (sa) compagnon(gne).

Renouveler l'opération si les effets ne sont pas escomptés.

Il est important de ne pas arrêter le traitement, et ce durant toute la grossesse.

MON MANTRA DE GROSSESSE

J'écoute la mélodie du bonheur en tendant l'oreille
vers mon cœur, mon intuition, ma joie de vivre.
L'enfant qui m'habite et mon enfant intérieur sont en joie.

Je me sens toujours fatiguée ?

Le premier trimestre est un peu étrange. On ne voit pas de ventre rond, ou peu, mais on peut ressentir de nombreux changements. La fatigue est une réponse parfaite du corps, car elle nous oblige à lever le pied : ces signaux sont un excellent guide pour mener à bien notre grossesse. Ils sont nos meilleurs alliés.

Notre organisme vit de grands changements. À l'intérieur, tout se met en place pour accueillir, nourrir, porter et chérir ce petit trésor qui va grandir en vous. Ce chamboulement hormonal, psychique, physique et énergétique va nous prendre une énergie considérable. Prenez le temps, si possible, d'écouter les appels de votre corps et d'y répondre.

Il est vrai que, si l'on travaille, il n'est pas évident de faire des pauses dès qu'un pic de fatigue se fait ressentir. Il est tout à fait probable qu'étant en début de grossesse, vous n'en ayez pas encore parlé autour de vous, ni à votre employeur. Toutefois, si vous l'en informez, vous serez en droit de demander une réduction de votre temps de travail quotidien, et bénéficierez d'une protection contre le licenciement et d'autorisations d'absence pour les examens médicaux – sans que cela n'impacte votre salaire.

N'hésitez pas à en parler à votre sage-femme ou votre naturopathe, par exemple, afin de vous accompagner au mieux dans ce premier trimestre de grossesse.

Quelques suggestions pour vous sentir mieux

Ressourcez-vous :

- isolez-vous ou fermez les yeux (quelques minutes au moins) dès qu'un pic de fatigue se fait ressentir ;
- baladez-vous dans la nature, prenez un bain (de mer si c'est possible, c'est encore mieux !), marchez pieds nus sur la terre, écoutez une musique douce, prenez quelqu'un dans vos bras… ;
- prenez le temps de méditer, en suggérant que toutes les ressources sont en vous et autour de vous ;
- oxygénez-vous ! Prenez soin de bien respirer : inspirez en fermant les yeux, consciemment, et expirez un peu plus longtemps qu'à l'inspiration, en vous tenant bien droite. L'air pénètre et circule dans votre corps, nourrit vos cellules, le mouvement se crée en vous.

Limitez les déperditions d'énergie :

- évitez les repas déséquilibrés ou trop lourds à digérer, pour ne pas surcharger votre organisme et faciliter le travail de votre appareil digestif ;
- aidez votre corps à éliminer naturellement les toxines en buvant de l'eau (les boissons gazeuses et sucrées sont à éviter autant que possible) ;
- privilégiez un environnement serein et la présence des personnes apaisantes : le stress et la peur absorbent une quantité importante d'énergie.

MON MANTRA DE GROSSESSE

Je sais que mon corps met tout en œuvre pour apporter à mon bébé tout ce dont il a besoin. Il est encore petit mais il prend une place importante dans mon esprit. Il habite mon corps et l'ensemble résonne dans mon cœur.

Je n'ai plus de libido ?

Ah, la libido ! Si elle est déjà fluctuante en dehors d'une grossesse, vous vous apercevrez rapidement qu'elle vous réserve encore des surprises. Le chef d'orchestre de nos désirs sexuels reste, à n'en point douter, nos hormones. Même si la sexualité n'est pas qu'une affaire de sécrétions hormonales, notre désir peut être accentué ou mis en sourdine par leur action.

Le premier trimestre s'accompagne souvent d'une baisse de la libido, due en partie aux maux de grossesse, à la transformation du corps, et, dans certaines situations, à la façon dont la grossesse est acceptée.

Le deuxième trimestre se présente, quant à lui, sous de meilleurs auspices : vous regagnez en énergie car votre organisme a trouvé un équilibre et les maux de grossesse sont (normalement) derrière vous. L'appréhension du premier trimestre est elle aussi révolue. Votre ventre s'est arrondi et vous pouvez vivre pleinement.

Le troisième trimestre apporte son petit lot d'impatience et de fatigue. Quelques signes nous rappellent d'être attentive à respecter les limites de notre corps. Les nuits peuvent être plus difficiles, des insomnies s'installent parfois. Alors, la libido n'est pas forcément à son apogée. Tout notre être se prépare à la naissance, notre énergie et nos pensées sont dirigées vers cette merveilleuse rencontre.

DE VOUS À MOI

Il n'y a pas de normes concernant la fréquence et la régularité des rapports sexuels. Nous devons apprendre à nous écouter. J'ai reçu un jour, une future maman qui m'a dit : « Il veut que nous ayons des rapports. Je voudrais lui faire plaisir, même si je n'en ai pas envie… » Je suis persuadée qu'elle est loin d'être la seule à ressentir cela et à le penser.

Il me semble important de pouvoir en discuter avec votre partenaire et de lui faire comprendre que vous l'aimez toujours, mais qu'il y a d'autres moyens de le lui montrer. La plupart des hommes ont besoin d'être rassurés sur l'amour que leur compagne leur porte et d'avoir suffisamment d'informations pour accepter ces changements dans son désir.

Mais la pénétration n'est pas incontournable et vous pouvez aussi réinventer votre vie sexuelle pendant la grossesse. Redécouvrir son propre corps et celui de l'autre, privilégier la sensualité, les massages et les caresses. Vous pouvez garder votre intimité tout en vous respectant.

Je perds du poids ?

Perdre du poids en début de grossesse n'est pas si rare, du fait des différents maux que vous pouvez expérimenter (nausées, vomissements, acidité gastrique, reflux…). Tous les troubles d'ordre digestif peuvent en effet impacter votre appétence à la nourriture.

Cette perte de poids ne doit cependant pas être excessive et perdurer. Généralement, une femme enceinte prend 1 kg par mois, mais il s'agit d'une moyenne sur l'ensemble de la grossesse. Vous pouvez donc ne pas prendre de poids ou en perdre un peu les premiers mois, puis en gagner au cours des suivants.

Quoi qu'il en soit, n'hésitez pas à en parler à votre sage-femme, car les maux de grossesse peuvent être diminués voire supprimés grâce à des méthodes naturelles (conseils hygiéno-diététiques principalement). Si ces dernières ne vous soulagent pas, votre sage-femme pourra vous prescrire un traitement adapté, vous donner des conseils pratiques et vous orienter vers un professionnel spécialisé si besoin (nutritionniste, médecin…). Elle s'assurera également que votre perte de poids reste modérée et que votre bébé conserve une belle croissance.

BONUS

Découvrez les Bouddha bowls : l'idée est de pouvoir colorer son bowl (petit saladier) avec des aliments qui vous attirent visuellement et olfactivement. Toujours en petite quantité, mais variés et frais.

Par exemple : une poignée de graines germées, un avocat coupé en tranches, des carottes râpées avec un jus d'orange et de citron, quelques radis tranchées finement, du quinoa avec un peu d'huile d'olive, du houmous, des graines de lin, tournesol et courge, et des morceaux de pomme ou de melon suivant la saison.

J'ai peur de ne pas être une maman parfaite pour mon bébé ?

Soyez indulgente avec vous-même, nous sommes aussi sur Terre pour apprendre – peut-être même uniquement pour cela d'ailleurs ! Il est donc tout à fait naturel que nous ne soyons pas parfaites. L'idée n'est pas de vouloir l'être, mais d'essayer d'avancer en ce sens. Car il s'agit bien d'évolution pour le moment. Un jour, si nous atteignons la perfection, nous serons tous des bouddhas éclairés. En attendant, pour gagner confiance en vous, je vous propose une méthode qui a fait ses preuves ces derniers millénaires.

Il s'agit d'expérimenter ce que le raja-yoga nomme le « *cleaning* », c'est-à-dire le « nettoyage ». En effet, nous nous lavons quotidiennement mais ne pensons pas à nettoyer notre corps de l'intérieur, d'un point de vue plus subtil, énergétique, spirituel.

Expérimentez le *cleaning* simplement

Tous les soirs, installez-vous en tailleur, confortablement. Fermez les yeux. Suggérez intérieurement que toutes les impuretés et les grossièretés qui se trouvent dans la région de votre cœur soient évacuées sous forme de vapeur dans votre dos. Éliminez ce qui n'est pas bon pour vous ; alors, de la place se libère. Imaginez que cet espace puisse être rempli par de la lumière.

Vous pouvez vous accorder trente minutes de *cleaning* quotidien. Notez ce que vous ressentez avant et après un *cleaning*, et une fois ces espaces remplacés par de la lumière ou toute autre nourriture sur un plan spirituel.

Une autre technique peut également vous aider à vous sentir mieux, grâce à l'eau. Cette substance possède des qualités extraordinaires : elle nous délasse quand nous prenons un bain, et hydrate et nettoie notre organisme quand nous la buvons.

Je vous propose d'utiliser ses vertus sous la douche : durant ce moment, imaginez que tout ce qui vous encombre soit emporté avec elle. Pensez-y consciemment, pendant quelques minutes. Laissez l'eau couler de votre tête jusqu'à vos pieds.

Une fois nettoyée, rechargez-vous ! Notre corps n'aime pas le vide. Il cherche à le combler. Que ce soit sur le plan physique, psychique ou spirituel. Je vous propose donc de prendre quelques minutes pour méditer ou pour vous relaxer, lire un livre qui vous inspire, vous promener dans la nature ou écouter une musique agréable.

Nous avons besoin d'être équilibrées sur tous les plans.

« Toute intention porte une énergie.
Fais-en sorte que cette énergie vienne toujours du cœur. »
Wu Min-Yi

Pour aller plus loin

Si la relaxation, le *cleaning* et la méditation centrée sur le cœur vous inspirent, vous pouvez découvrir la méthode Heartfulness sur heartfulness.org.

TÉMOIGNAGE

Emmanuelle, 30 ans, 2 enfants, 1 garçon, puis 1 fille

Je crois que bon nombre de femmes sont très épanouies pendant leur grossesse. Elles se sentent heureuses et belles. Pour ma part, ça n'a pas été si évident. Lors de ma deuxième grossesse, dès que j'ai su que nous attendions une petite fille, j'ai eu une crainte : faire peser sur elle un héritage familial. Je n'ai, en effet, pas eu une relation facile avec ma mère et je ne voulais absolument pas reproduire ce que j'avais moi-même connu. Je n'ai pas été maltraitée mais l'enfant que j'étais avait besoin de beaucoup de démonstrations d'amour. Mes parents en étaient incapables.

En attendant ma fille, je me suis donc remémorée de nombreux souvenirs, plus ou moins positifs, avec ma mère. Je rejouais véritablement toute une partie de mon enfance et j'en étais assez affectée. Une deuxième crainte est alors apparue : ne pas être suffisamment heureuse d'attendre cette enfant et qu'elle le ressente.

J'ai donc décidé de prendre les choses en main et de me faire aider d'un professionnel pour arrêter de ressasser ce passé. J'ai regardé les solutions qui s'offraient à moi et opté pour l'hypnose.

J'ai donc rencontré un hypnothérapeute, formidable, qui ne m'a pas fait revivre de mauvais souvenirs, comme je m'y attendais, mais a su consoler la petite fille en moi. Il m'a permis de me focaliser sur les bons moments de mon enfance, et d'appréhender les passages les plus difficiles en étant plus indulgente avec moi-même et mes parents. Je suis sortie de ce rendez-vous libérée et bien plus légère. Un énorme poids sur mes épaules s'était volatilisé.

Les conséquences sur ma grossesse ont été immédiates. J'ai pu commencer à créer une nouvelle histoire avec ma fille : la nôtre, affranchie des vestiges de ma propre enfance. À ma grande surprise, j'ai enfin pu apprécier ma grossesse et en profiter. Je me suis à mon tour trouvée belle et j'étais fière de savoir que la vie se créait en moi. Ce bien-être était également visible de l'extérieur, je crois, car je n'ai jamais eu autant de compliments. Le mot qui revenait le plus souvent était « rayonnante ». Ma fille est née et nous poursuivons cette belle aventure.

UN MÉLANGE DE JOIE ET D'APPRÉHENSION

Quel cocktail à la fois étrange et excitant ! L'ambivalence de la grossesse est bien réelle. Rarement évoquée entre femmes, elle devient dès lors un sujet tabou, un non-dit nécessaire pour ne pas se sentir jugée. Durant cette période, ballottées par des sensations fortes, nous éprouvons des sentiments et avons des pensées allant parfois d'un extrême à l'autre : la vie et mort, la joie et peur, l'acceptation et le rejet. La grossesse est un condensé d'émotions, de transformations, de nouveauté. Alors, il faut apprendre à voyager, avec confiance.

Et si la grossesse ne « tient pas » ?

Beaucoup de femmes pensent à cela, même si elles ne le verbalisent pas : la peur de la fausse couche. Le premier trimestre est une période sensible : émotionnellement, physiquement, énergétiquement et spirituellement. Il s'agit d'une étape importante, bien que tout ou presque y relève de l'« invisible » : notre ventre, pas encore bien rond, ne nous permet pas de dévoiler la grossesse et nous ne ressentons pas encore les petits pieds qui plus tard s'agiteront sous nos mains.

Au-delà de cette peur, il existe une vérité que l'on ne peut nier : nous ne contrôlons pas tout. J'aimerais ajouter à cela que nous ne savons pas tout. Ne vous est-il pas arrivé au cours de votre existence de vivre un événement sans comprendre sa signification dans l'instant, puis de vous rendre compte quelques années plus tard qu'il vous a finalement permis d'accomplir quelque chose, d'en ressortir grandie, de vous faire découvrir de nouvelles facultés, de nouveaux talents, ou de vous faire rencontrer une nouvelle personne ?

Tous ces exemples pour vous rappeler que nous ne maîtrisons pas tout, mais que ce à quoi nous sommes confrontées a du sens, même si nous en ignorons les causes.

Il est important de souligner ce point, car les émotions très fortes et perturbantes que l'on ressent suite à une fausse couche nous amènent à nous poser des questions : est-ce de ma faute ? Pourquoi cela m'arrive-t-il à moi ? Tristesse, déception, colère, culpabilité : nous pouvons nous sentir submergées. Et pourtant, comment savoir si le fœtus n'était pas trop lourdement handicapé pour venir au monde ? Comment savoir si cela faisait partie du chemin et de notre expérience ? Quelles que soient vos croyances, vous pouvez admettre que vous ne disposez pas de toutes les informations nécessaires pour en comprendre les raisons.

Cela ne rend pas forcément la situation plus acceptable ou moins douloureuse, mais en avoir conscience permet de nous reconnecter au moment présent et de rester centrer, humble.

Oui, il est naturel d'appréhender, de se questionner, de douter. Mais n'alimentez pas vos peurs. Si cela doit se passer, vous ne pourrez pas l'empêcher. Alors vivez votre grossesse, vivez ce moment pleinement. C'est aussi cela, être mère : accompagner son enfant malgré nous, peu importe son chemin ou sa mission de vie. Vous êtes là pour lui et déjà une fabuleuse maman.

Chaque moment de partage avec ce petit être est unique, précieux et vous appartient. Restez connectée avec votre cœur. Ne vous laissez pas embarquer dans des scénarios qui ne sont pas réels.

Vous ferez alors déjà un pas vers le lâcher-prise. Faites confiance à la vie. Chacun d'entre nous a des expériences à vivre sur cette planète. Au lieu de lutter, au lieu de vous torturer en imaginant un scénario, autorisez-vous à expérimenter ce que vous avez à vivre, ici et maintenant. Cela ne vous empêche pas d'être accompagnée afin de recevoir des solutions, des conseils et du soutien lorsque la situation le nécessite. Vous n'êtes pas seule. Ne vous isolez pas.

10 MINUTES POUR MOI

Je vous propose d'expérimenter la relaxation. Tous les matins, pendant au moins dix minutes et jusqu'à trente minutes si vous le pouvez, prenez le temps de vous asseoir confortablement.

Fermez les yeux et portez votre attention dans la région du cœur. Puis, suggérez simplement à votre bébé que vous êtes à son écoute, qu'il peut communiquer avec vous. Laissez ensuite s'installer la douce mélodie du silence, le cœur ouvert.

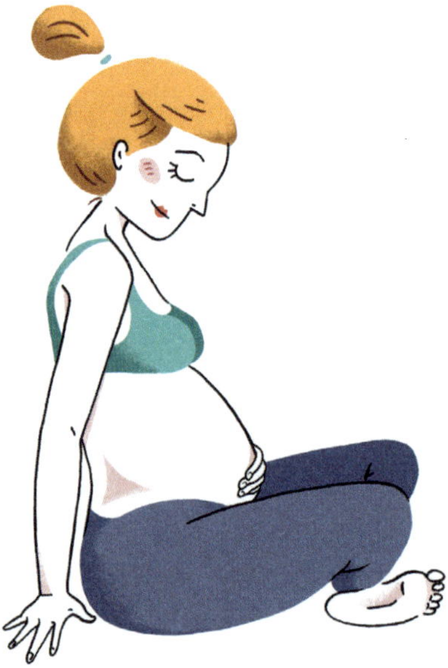

« Le bonheur n'est pas quelque chose que tu obtiens dans la vie, c'est quelque chose que tu apportes à ta vie. »

Dr Wayne W. Dyer

Mes habitudes peuvent-elles nuire à mon bébé ?

Je me souviens d'une maman, enceinte de quatre mois, qui me confiait son désarroi face à la lourde responsabilité qu'elle éprouvait du fait de porter un bébé : « Vous vous rendez compte, j'ai fait ceci ou cela... et ça a peut-être nui à mon bébé. »

Elle se posait de nombreuses questions concernant le bien-être de son enfant et avait réalisé que la plupart de ses habitudes ou de ses croyances pouvaient lui être néfastes : ce qu'elle avait ingéré, respiré, entendu, pensé, fait ou pas fait (comme se mettre du vernis sur les ongles ou teindre ses cheveux...), tout devenait anxiogène.

Je crois que le plus important, pour calmer notre mental, comme dans le cas de cette maman, est d'accepter que nous ne sommes pas parfaites et que nous ne disposons pas toujours des informations nous permettant de faire des choix éclairés.

Cela dit, une fois que nous acceptons que nous sommes en chemin, il ne faut pas oublier d'avancer. Petit à petit, pas à pas. Les petites actions que vous mettrez en place deviendront progressivement de bonnes habitudes et pourront mener à des résultats spectaculaires.

Avec la maman dont je vous ai parlé, nous avons longuement discuté. Si certains points étaient effectivement non souhaitables pour le bon déroulement de sa grossesse, d'autres étaient en revanche tout à fait acceptables, et le bénéfice beaucoup plus grand que le risque. En cas de doute, n'hésitez pas à échanger avec votre sage-femme. N'oubliez pas d'être indulgente envers vous-même.

Précautions

Enceinte, les professionnels vous parleront des dangers de l'alcool, des drogues et des médicaments. Cependant, certaines de nos habitudes, qui ne sont pas délétères mais néfastes pour notre santé, ne sont pas prises en considération.

Certains produits que nous utilisons ou consommons quotidiennement méritent pourtant d'être remis en question. Par mesure de prudence, vous pouvez par exemple :

- limitez l'utilisation de vernis à ongles (ou choisir des marques prenant soin de retirer certains composants douteux) et les colorants pour les cheveux ;
- évitez de vous servir de votre tablette en wi-fi à proximité de votre ventre (préférez le réseau câblé) et de dormir avec votre portable connecté à moins d'un mètre de votre lit (la nuit, mettez-le en mode avion ou à plus d'un mètre de vous) ;
- évitez de faire le ménage avec des détergents puissants : vous pouvez par exemple opter pour des produits plus naturels et bio, et bien aérer la pièce.

TÉMOIGNAGE : une boussole intérieure

Lucie, 37 ans, 3 garçons

Mon conseil aux futures mamans serait de se laisser porter par leur bébé et de savourer pleinement cet état de grâce. Un bébé est comme une boussole à l'intérieur de nous. Certaines l'entendront même parler !

L'écouter correspond tout simplement à questionner son confort intérieur. Cet endroit me convient-il (bruit, personnes...) ? Suis-je plus fatiguée que prévu ? Pourquoi ai-je faim alors que je sors de table... ? Dans ces cas-là je dois agir sans états d'âme car il est question de son bien-être et, pour vivre cette grossesse harmonieusement, j'obéis à ses besoins.

Par conséquent, je me suis permis certaines libertés : je pouvais quitter un lieu subitement, éviter délicatement le contact d'une personne, modifier mon planning pour être au contact de la nature, me mettre à danser, chanter ou pleurer.

Un instinct de mère louve se réveillait en moi. J'avais juste lâché prise et accepté que mon corps et mon ego étaient au service de cet être merveilleux qui m'habitait. Cette communication très profonde m'a permis de traverser mes accouchements toujours liée à mon bébé. Un lien viscéral qui perdura plus tard, à travers l'allaitement. Aujourd'hui, je me sens toujours aussi connectée à l'âme de mes enfants et je vous souhaite de connaître le bonheur de créer cette relation avec le bébé qui a choisi de s'incarner en vous.

Je pense que mon bébé n'a pas aimé l'échographie. Est-elle nocive pour lui ?

Effectivement, les bébés sont sensibles aux ultrasons (ondes acoustiques à hautes fréquences) qui sont envoyés depuis la sonde de l'échographe. Le gel qui est déposé sur votre ventre permet aux ondes de passer et de rebondir pour constituer une image des milieux traversés. Ceci afin de visualiser le corps du bébé et d'écouter les battements de son cœur ou d'observer les différents flux sanguins.

Certaines études alarment sur la nocivité de l'échographie. Nous pouvons d'ailleurs observer assez fréquemment que les bébés semblent s'éloigner le plus possible de la sonde – quand ils le peuvent encore –, donnent des coups dans sa direction, s'agitent ou se recroquevillent, immédiatement après la pose de cette sonde sur le ventre.

Les controverses récentes autour de cet examen si courant et banalisé (quoique déjà pointé du doigt depuis 1984 par les *National Institutes of Health*) nous engagent à être pour le moins prudent, quant à sa fréquence et sa durée, lors de la grossesse.

Il me semble important de prendre en considération la balance bénéfice/risque, même s'il nous manque des données scientifiques pour étayer ces conclusions. L'échographie est un examen important dans la prise en charge médicale de la grossesse, pour la mère et l'enfant, à condition de ne pas surexposer le bébé aux ondes. Il me paraît nécessaire de rester vigilant avec la technologie, pouvant rapidement devenir invasive et nocive.

Comment calculer l'âge de la grossesse ?

C'est une des premières questions que les parents se posent après avoir pris connaissance de la grossesse. Il faut bien l'avouer, entre les semaines d'aménorrhées (SA) et de grossesse (SG), la date du terme, celle des dernières règles et celle de l'estimation du début de grossesse – déterminée par les mesures de la première échographie –, cela peut sembler compliqué, voire incompréhensible.

Je vous propose une ligne de temps pour clarifier tout cela :

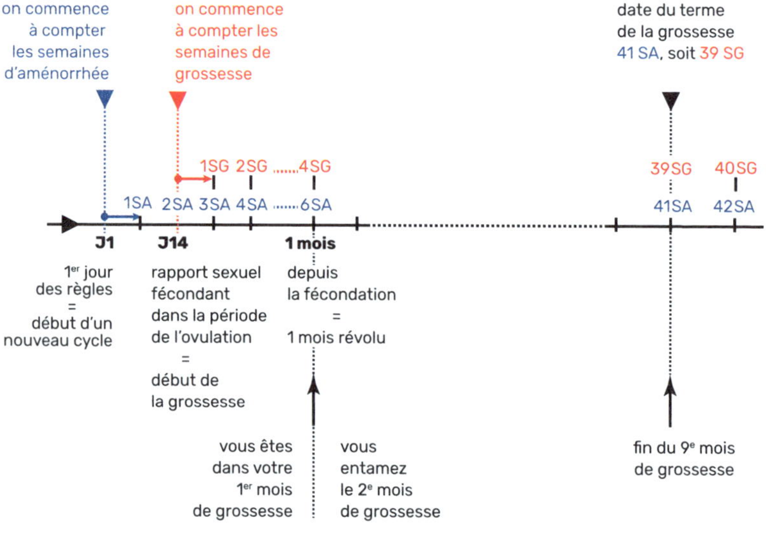

Attention ! Une grossesse peut aller jusqu'à 42SA, car nous parlons bien d'une estimation. De plus, nous devons prendre en compte une marge d'erreur dans le calcul de la date de fécondation.

Pourquoi la date du terme peut-elle être fausse ?

Il n'est pas rare que des erreurs soient commises concernant la date du terme car celle-ci ne peut pas être « figée dans le temps », mais simplement donner une **estimation**. Il est en effet difficile d'être extrêmement précis quant à la date de conception.

- Il est possible d'estimer une date de conception si vous avez des **cycles réguliers de 28 jours.** Dans ce cas, nous savons que l'ovulation a lieu au 14e jour du cycle. Sachant que la durée de vie d'un spermatozoïde est de plus ou moins 12 à 72 heures et celle d'un ovocyte de 12 à 24 heures, un rapport peut être fécondant 72 heures avant l'ovulation et jusqu'à 24 heures après. Il y a donc une marge d'erreur naturelle de trois à quatre jours sur la date du terme.
- L'estimation obtenue grâce à la **première échographie** peut être erronée et les marges d'erreur sont variables. Il est alors possible de recalculer le terme de la grossesse lors d'une **seconde échographie** (soit parce que la première a été trop précoce, soit parce que l'évolution du bébé et les nouvelles mesures nous font penser qu'une erreur de datation a été commise lors de la première échographie).

En tant que sages-femmes, nous essayons de confronter les deux estimations : celle de l'échographie et celle de la date des dernières règles (en prenant soin de vérifier si les cycles sont réguliers).

La date du terme, cependant, fait débat et il existe de nombreux désaccords sur ce point. On s'accordera ainsi plus facilement à dire que le dépassement du terme commence à partir de la 42e semaine d'aménorrhée (SA).

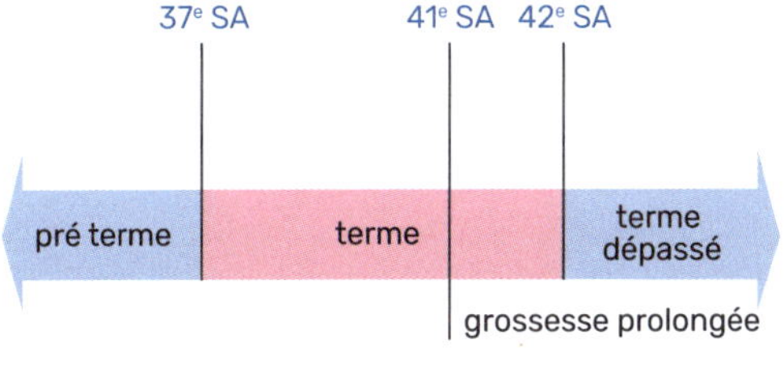

J'hésite à demander une échographie en 3D ?

Tout d'abord, je vous invite à repenser cet examen, qui comme je l'ai expliqué précédemment, questionne beaucoup sur l'équilibre bénéfice/risque. Il est en effet décrié par certains médecins aguerris, qui utilisent l'expression « d'échographie de consommation », comme étant préjudiciable pour l'enfant. Sans vouloir être alarmiste, restons conscients que rien n'est sans conséquence. Nous ne connaissons pas l'impact exact de l'échographie, mais nous savons qu'il existe.

Les bienfaits de notre imaginaire

Nous nous imaginons, pendant la grossesse, notre bébé dans notre ventre : comment il est placé, quels pourraient être ses traits de visage ou la couleur de ses cheveux… Il est important de nourrir cet imaginaire.

Il nous permet de fortifier le lien que nous créons avec notre bébé. Pourquoi ? Parce que ce temps que nous passons à songer à lui et à le désirer est un espace pour l'amour, qui nous prépare à le découvrir. Remémorez-vous cette période, avant d'avoir rencontré le père/le parent, de votre enfant, il y a quelques années, lorsque vous ne le connaissiez pas encore. On s'imagine rencontrer son âme sœur, la personne avec qui l'on pourrait construire une famille. On l'envisage, on prend le temps de libérer son esprit, on s'évade dans ses pensées. Des pensées qui sont agréables, joyeuses mêmes. Si l'on vous avait montré la photo de cette personne avant même que vous ayez eu le temps de l'imaginer, comment auriez-vous réagi ? De la même façon, ne seriez-vous pas déconcertée si je vous tendais un bébé en vous disant que c'est le vôtre, sans cette période de la grossesse ?

La technologie d'aujourd'hui, avec des échographies de plus en plus performantes, peut nous dévoiler la silhouette du visage de notre bébé, qui se dessine à l'écran puis sur des impressions papier que nous conservons. Sentez-vous libre, bien sûr, d'opter ou non pour ces nouvelles technologies. Simplement, gardez à l'esprit que la gestation psychique est une étape importante.

EXERCICE

Je vous propose de dessiner votre bébé dans votre ventre. Évidemment, il ne s'agit pas de vous livrer à un dessin anatomique très précis. Au contraire, faites-le de façon spontanée. Vous pouvez aussi vous chronométrer et effectuer cet exercice avec votre compagnon afin de le rendre ludique : chacun de votre côté, en cinq minutes, puis comparez vos dessins.

Cela peut aussi être une bonne idée de s'y essayer en famille, avec d'autres enfants, des grands-parents ou des amis.

Dans votre journal de grossesse

Dans les prochains jours, prenez du temps pour imaginer comment votre bébé se trouve dans votre ventre, physiquement comme psychiquement.

- Sentez-vous ses petits pieds qui donnent de légers coups sous vos côtes ?
- Est-il en train de jouer ou cherche-t-il à capter votre attention ?
- Vous demande-t-il de vous reposer un peu ?
- Notez ce que vous ressentez dans votre ventre et dans votre cœur de maman.

« L'imagination est plus puissante que la connaissance, car la connaissance est limitée. Tandis que l'imagination engendre le monde entier. »

Albert Einsten

J'ai peur que mon bébé ne soit pas en bonne santé ?

Nous sommes toutes, à un moment donné, confrontées à cette peur de l'enfant différent, de l'enfant souffrant, ou de l'enfant « non viable » – c'est-à-dire qui ne sera pas capable de s'adapter à la vie aérienne ou qui ne pourra pas survivre pendant la grossesse. Nous y pensons, car nous savons que cela est possible. Nous souhaitons que l'enfant qui grandit en nous, et va naître soit en pleine santé, en pleine possession de ses moyens.

Alors, lorsque cette peur ressurgit, parce que nous avons vu un enfant différent, parce que nous avons fait un rêve déroutant ou parce qu'une tante a eu la bonne idée de nous rappeler une mauvaise histoire familiale, nous nous sentons submergées d'angoisse.

La plupart d'entre nous, par superstition, feront en sorte de balayer d'un revers une perspective sombre ou difficile. L'idée même d'y penser est angoissante. D'autres seront dans l'acceptation : « J'accueillerai ce bébé, quoi qu'il arrive. » Certaines mamans ne feront d'ailleurs pas le test de trisomie 21, car même si leur bébé en était porteur, leur décision serait de le garder. Pour d'autres, cette éventualité soulèverait des sentiments et des émotions ingérables. Nous sommes toutes différentes et je souligne ici que la position que vous avez aujourd'hui face à cela évoluera probablement avec le temps – soit en s'étayant, soit en changeant du tout au tout.

Je parle toujours de la maman pour partager avec vous les différentes expériences et les retours que j'ai eus, en tant que sage-femme, face à cette peur. Mais il s'agit évidemment d'un questionnement et d'une peur largement partagés par les deux parents.

Afin de prendre du recul par rapport à cette crainte, vous pouvez en parler avec votre sage-femme. Le fait de libérer la parole vous aidera. Par ailleurs, elle saura vous rassurer selon votre situation : il peut arriver que le manque d'informations soit plus angoissant qu'autre chose. Différentes alternatives existent pour vous sentir plus apaisée et plus sereine, comme des séances de sophrologie ou d'hypnose.

Je n'arrête pas de faire des rêves étranges ?

La grossesse est un moment très spécial dans notre vie. Psychiquement, physiquement, mentalement, tout notre être vibre différemment, du fait d'accueillir, de porter et de donner la vie.

Nous rêvons toutes les nuits, même si nous ne parvenons pas toujours à nous en souvenir. C'est un processus essentiel pour notre équilibre, qui nous permet de stabiliser notre mémoire et de mieux gérer nos émotions – grâce aux cauchemars, par exemple.

Mais les rêves demeurent un mystère pour la science. Freud, en 1900, avait déjà rédigé un ouvrage de plus de sept cents pages sur leur interprétation. De tout temps et en tout lieu, l'homme est attiré, sinon fasciné, par le monde des rêves et de la nuit.

Les rêves peuvent être perçus comme un message à interpréter, à décoder. Est-ce une thérapie que notre mental a mise en place ? Quel est leur sens caché ? Symboliquement, nos rêves véhiculent-ils un message pour notre quotidien ? Sont-ils une forme de communication avec nous-même ? Le fait de se sentir mal après un rêve porte-t-il une signification ? Un indice ?

DE VOUS À MOI

Je crois qu'il est intéressant d'accueillir ce que l'on ressent et de ne pas forcément cristalliser un rêve qui n'a pas à l'être. Le fait d'être enceinte nous permet d'expérimenter différemment nos rêves. D'autres connections ont lieu, d'autres possibles. Nous sommes dans un état hors du commun. C'est une occasion incroyable de vivre nos rêves avec ce nouveau potentiel.

Petite astuce pour vivre vos rêves : posez un postulat ! Le soir, avant de vous endormir, formulez dans votre esprit l'intention de rêver d'un sujet particulier, de recevoir une réponse, d'éclairer votre chemin, d'être accompagnée. Osez demander un rêve lumineux, coloré, magique. Sentez ce qui vous fait vibrer sur le moment, ce qui vous appelle, et formulez-le.

Je ne réalise pas que je suis enceinte ?

Oui, ce qu'il se passe est très intense : un vrai chamboulement. Nous avons besoin de temps pour réaliser, parfois même accepter, une grossesse. En fait, nous avons neuf mois pour le faire. Le temps est un atout précieux dans votre vie. Il vous permettra de gravir les échelons un par un, d'avancer pas à pas. Il n'y a pas que votre corps qui se rééquilibre pour favoriser l'évolution de votre grossesse, tout votre être est également en train d'accueillir ce bébé. Vous passerez par plusieurs états, avec parfois des ambivalences et des sentiments nouveaux qui pourront vous déstabiliser.

Gardez en tête à quel point cet événement est merveilleux. Les tracas du quotidien – en faisant bien la distinction entre « tracas » et « problème » – sont peu de chose devant la beauté de la vie.

Tout cela est un processus. On dit souvent que la grossesse est à l'image de l'adolescence : les hormones, le changement physique et hormonal, un nouveau positionnement face aux autres et au monde, ou encore une projection différente, voire nouvelle, de son avenir… Restez douce avec vous-même, accompagnez-vous et offrez-vous l'occasion d'accepter votre transformation. Votre vie de femme est en train d'évoluer. C'est une expérience incroyable qui vous donnera l'opportunité de découvrir une partie de vous que vous méconnaissiez probablement jusqu'à maintenant.

Très bientôt, votre ventre sera plus visible, les mouvements du bébé se feront sentir et la grossesse vous paraîtra encore plus réelle, plus palpable. Chaque étape est importante et le temps est nécessaire pour accepter, réaliser puis vivre pleinement cette expérience de porter et donner la vie.

MON MANTRA DE GROSSESSE

Chaque jour qui avance me rend de plus en plus mère, mère de cet enfant qui décide de vivre dans mon giron. En vivant le moment présent, je me connecte à l'essentiel. À ce qu'il se passe, là, maintenant, à ce mouvement de vie qui anime mon ventre.

TÉMOIGNAGE

Alexia, 28 ans

Je suis la maman de Samuel, petit trésor que nous avons attendu pendant quatre ans. Comme quoi, il ne faut jamais perdre espoir !

J'ai vécu cette grossesse comme un rêve éveillé. Les petits maux ne m'ont bien sûr pas épargnée, mais j'avais tellement désiré ce moment qu'ils en étaient parfois presque agréables car je VIVAIS cette grossesse pleinement et ils la rendaient définitivement réelle. Lorsque les journées étaient plus difficiles, je pensais régulièrement à toutes ces femmes, mamans au fond de leur cœur, mais dont le corps refuse de suivre.

Je crois que la communication m'a permis de développer ce sentiment de bien-être durant toute la grossesse, malgré le fait d'être de nature très nerveuse et pudique. J'ai très vite parlé avec notre bébé. J'ai également, et ce dès le début, intégré mon mari à cette aventure, en lui faisant part de mes ressentis et de mes interrogations, et lui procédait de même. Une relation triangulaire s'est créée naturellement entre notre fils, mon mari et moi-même. Je n'ai jamais été autant à l'écoute de mon corps. De même avec les professionnels de santé, un réel dialogue s'était installé. Je me rendais à chaque examen médical avec envie.

Certains moments m'ont plongée dans le doute, voire l'inquiétude ; je comparais cette première grossesse à l'inconnu, face auquel on a toujours quelques appréhensions même si tout se passe bien. Je pense que j'aurai les mêmes incertitudes pour une seconde grossesse, car chacune d'entre elle est comme l'enfant à naître : unique.

J'ai vécu et profité de cette grossesse au jour le jour, en faisant fi des craintes. C'est un peu ma philosophie de vie de façon générale : profiter de l'instant présent et me dire que les choses arrivent quand, comme et là où elles doivent arriver. Ma grossesse inespérée en est le plus bel exemple !

J'ai peur pour mon couple ?

Un nouveau monde s'ouvre à vous. Vous allez créer ou agrandir votre famille. C'est une période forte et fragile à la fois. Le couple peut être mis à rude épreuve si le dialogue ne se fait pas, ou difficilement. Pour vivre ensemble, de façon harmonieuse, l'accent doit être mis sur la communication.

Vous avez peut-être déjà des idées sur la manière de procéder pour favoriser les échanges avec votre partenaire. Je vous propose néanmoins de répondre à ces questions.

- Quels sont mes atouts pour bien dialoguer ? (Patience, empathie, calme…)
- Quels sont les points qui me bloquent et m'empêchent d'obtenir une conversation sereine et efficace ? (Lassitude, fatigue, manque de temps…)
- Quels sont les sujets à aborder qui me tiennent à cœur pour vivre au mieux ma grossesse ? (Sexualité, place du papa et de la belle-famille, sécurité financière…)

Essayez d'analyser vos attitudes (langage non verbal), votre ton, le volume de votre voix et vos émotions, lors d'échanges avec votre partenaire. Comment pourriez-vous améliorer votre approche, la rendre plus douce ? Si vous êtes en difficulté pour répondre seule à ces questions, faites-le en couple.

Voici quelques exemples de thèmes à aborder en couple.

- Comment harmoniser nos rapports sexuels ?
- Comment prendre soin l'un de l'autre ?
- Qu'est-ce qui est important pour moi, pour cette grossesse ?
- Comment souhaitons-nous vivre cette grossesse ?

Ce ne sont bien sûr que des exemples, les sujets ne manquent pas. Pour autant, restez dans un état d'esprit positif et constructif, afin de ne pas rester bloquée sur des sujets sensibles qui finissent par devenir une source de conflit.

L'idée est de trouver des solutions qui vous conviennent à chacun, d'avoir des perspectives différentes peut-être, mais un objectif commun. Renseignez-vous sur des alternatives si vous ne vous sentez pas en accord avec une solution. Il en existe souvent de nombreuses auxquelles on ne pense pas forcément de prime abord.

Parfois, il suffit d'être créatifs pour avancer ensemble. Ce qui est merveilleux, c'est de pouvoir créer sa vie, de l'inventer. Quitter les vieux schémas n'est pas aisé mais très certainement libérateur. Faites donc place à l'excitation du renouveau, à la joie, à l'impulsion d'une vie nouvelle et savoureuse.

MON MANTRA POUR UNE NOUVELLE VIE DE COUPLE

En trouvant de nouvelles approches dans ma façon d'être et de transmettre, je favorise aussi un nouveau comportement pour mon partenaire.

Nous avons fait une FIV et j'ai peur que la grossesse ne tienne pas ?

La FIV (fécondation *in vitro*) est une des techniques de procréation médicalement assistée (P.M.A.).

Le fait même de vivre ce parcours met en branle notre confiance. Mon corps n'est-il donc pas capable de concevoir un enfant ? Si c'est le cas, comment pourrais-je croire qu'il sera capable de porter la vie pendant neuf mois ? Une multitude de questions peuvent nous envahir. Ainsi, un doute plane, une angoisse persiste. Nous sommes déstabilisées car ce que la nature devait nous donner, c'est-à-dire la capacité de concevoir un enfant, nous ne l'avons pas vécu pleinement.

Que se passe-t-il alors, dans notre **devenir mère** ? Nous enregistrons, consciemment ou non, le fait que nous avons besoin d'une aide extérieure : pour concevoir, pour porter la vie, pour donner la vie. Cette impression peut être plus ou moins forte, suivant le vécu, la durée et la méthode de P.M.A.

Cette fragilité peut s'avérer angoissante. Certaines femmes avoueront par exemple : « Je m'assure qu'il n'y a pas de sang sur le papier hygiénique à chaque passage aux toilettes. » Si l'on calcule le nombre de fois où l'on a besoin d'aller aux toilettes en une seule journée, on comprend que cette peur est quasiment omniprésente.

Que faire alors pour retrouver confiance en son corps, en la nature, en soi-même ? Tout d'abord, il faudra vous accorder du temps et faire preuve de beaucoup de douceur envers vous-même. Il sera ensuite intéressant de renouer le dialogue avec votre corps par le biais d'exercices, des massages, de danse spontanée, de yoga ou de toute autre pratique – adaptée à la grossesse – vous permettant de vous réapproprier votre corps et de l'incarner, tant dans le mouvement que dans le ressenti. Vous pouvez également vous faire accompagner pour reprendre confiance en vous et en vos capacités, grâce à un psychologue, un thérapeute ou un coach. Vous travaillerez ainsi à votre bien-être et à votre épanouissement.

J'ai reçu récemment un couple ayant souffert de cette attente. Ils m'ont consultée pour être rassurés après ce processus éprouvant qu'est la P.M.A. Elle pensait qu'elle ne serait jamais capable de vivre l'accouchement sans aide médicale. J'ai senti, tout au long de cette séance, en tant qu'accompagnante et praticienne en Communication Quantique, que notre échange leur permettait de se libérer et d'avancer. Un mois plus tard, elle a donné naissance sans médicalisation et a pu accueillir son bébé elle-même, en l'attrapant au moment de l'expulsion. Personne d'autre n'avait touché son bébé, à part elle et son conjoint. Une vraie victoire pour eux.

À SAVOIR

En 2018, 3,4% des naissances sont le résultat d'une aide à la procréation médicale. En ce qui concerne les FIV, l'agence de biomédecine annonce un taux de 20 à 24% de réussites par cycle.

De plus en plus de couples y ont recours, et on estime déjà à 400 000 le nombre de bébés qui verront le jour suite à une FIV, pour fin 2019.

DE VOUS À MOI

Mon parcours pour devenir mère a été tumultueux. Il m'a fallu huit ans d'attente dont sept de P.M.A. pour être enceinte. Une fois la grossesse annoncée, j'ai mis du temps à me rassurer. Mon corps m'avait « trahi », il n'avait pas réussi à me donner ce que je désirais tant de façon naturelle. Je me demandais comment il était possible de vivre une grossesse naturelle après cela, et surtout s'il était possible pour moi de donner naissance naturellement. Il est tout à fait normal de se poser ces questions après cette expérience douloureuse qu'est la P.M.A.

Ce qu'il s'est passé n'est pas anodin. Ce n'est pas une simple anecdote : c'est une expérience de vie marquante et déstabilisante en bien des points. Pourtant, rien n'est figé. Tout évolue et la conception d'un bébé n'est pas forcément à l'image de sa naissance. Nous changeons au fil du temps, de même que le contexte. Vient alors le moment où nous devons nous offrir un cadeau précieux : vivre avec amour cet instant présent que nous avons chéri et avancer sereinement.

J'ai envie de le crier sur tous les toits !

Félicitations ! Je suis très heureuse pour vous. Le premier trimestre ne nous permet pas vraiment d'exposer fièrement notre joli ventre rond, pourtant, nous nous sentons pousser des ailes. Il est vrai que les maux de grossesse peuvent calmer un peu nos ardeurs, mais c'est une chance incroyable de porter la vie.

C'est important de se le rappeler, d'en avoir conscience : ce n'est pas parce qu'en moyenne 2,7 bébés naissent toutes les secondes sur notre planète – soit 244 000 bébés par jour – que cela n'en est pas moins un miracle ! Lorsque la vie commence à nous habiter, lorsqu'elle prend place au creux de notre ventre, c'est un moment fort et magique. Alors si vous avez envie d'exposer votre joie, de la partager, faites-vous plaisir !

Nous ne parvenons pas à trouver un prénom ?

Le choix du prénom n'est pas anodin. En tant que sage-femme, j'ai déjà eu à noter sur la déclaration de naissance des prénoms très « originaux » : Clito, Toto (pour une fille)... Le choix que nous faisons peut impacter la vie de notre enfant et doit donc tenir compte de la signification du prénom et de ses éventuelles connotations.

Vous pouvez bien sûr vous laisser guider par votre intuition, par le plaisir qu'un prénom peut vous procurer. Chacun dégage une vibration particulière, une énergie particulière. Par exemple, le prénom Renaud peut vous inspirer quelqu'un de très incarné, de pragmatique, de bon vivant ; celui de Lila, de la douceur et de la créativité. Il existe des livres de significations des prénoms mais prenez en compte votre ressenti.

Il m'est arrivé également d'entendre des mamans m'annonçant que le choix du prénom s'était fait naturellement suite à un rêve ou lors d'une méditation.

PISTES DE RÉFLEXION

Christian Flèche, infirmier de formation et fondateur du « décodage biologique », suggère que le prénom que nous choisissons pour notre bébé peut faire écho au sens que nous lui attribuons, c'est-à-dire à nos propres projections, besoins ou problématiques, et à nos propres attentes vis-à-vis de l'enfant. Cela peut être une piste très intéressante, car ce travail de décodage nous permet de limiter, en partie, les transmissions transgénérationnelles.

L'histoire de nos ancêtres, notre histoire personnelle, l'histoire de notre couple, peuvent en effet conditionner le choix du prénom. Or, la plupart d'entre nous ne souhaitons pas léguer à nos enfants les lourdeurs ou les failles du passé. En prendre conscience est déjà salvateur. Ainsi, donner un deuxième ou un troisième prénom à son enfant est à soupeser. De nombreux parents donnent à leur bébé le prénom d'un ancêtre et il est possible que ce prénom soit teinté d'une histoire.

TÉMOIGNAGE

Séverine, 45 ans

Lorsque nous avons commencé à réfléchir le choix d'un ou plusieurs prénom(s), j'ai pour ma part lu tous ceux d'un énorme livre qui expliquait leur signification. J'en ai noté un certain nombre, mais aucun ne fut pour moi un coup de cœur... Je voulais un prénom original, joli, pas trop usité. J'ai alors aussi étudié un livre sur les prénoms rétro, mais là encore, pas de coup de cœur. Ils étaient trop originaux, ils ne vibraient pas en moi.

Le soir, en me couchant, j'avais l'habitude de poser une question dans un petit carnet et, souvent, j'avais des réponses durant la nuit. Alors, j'ai demandé. Quelques jours plus tard, j'ai réitéré ma question et un matin, juste avant mon réveil, j'ai vu un prénom écrit dans mon rêve. Je l'ai noté et j'ai partagé cette information avec mon mari. Selon moi, ce prénom m'a été envoyé par ma fille. Nous avons décidé de le lui donner. Ce n'est pas un prénom que j'aurais choisi, car il est dans le top dix des prénoms les plus donnés en France – ce que je ne voulais pas –, et pourtant nous avons décidé de respecter son choix et il lui va très bien !

ÊTRE ACTRICE DE SA GROSSESSE

Passer de « patiente » à « actrice », ce n'est pas si évident. En réalité, c'est même tout un art dans notre société. Y parvenir ne sera pas toujours confortable, car remettre en question toutes nos actions et nos croyances n'est pas une mince affaire. Pourtant, faire des choix éclairés et conscients, n'est-ce pas le début de la liberté et du bonheur ?

Quels sont les examens prescrits lors de la première consultation ?

Au début de la grossesse, vous serez amenée à consulter une sage-femme – ou un médecin, qui vous prescrira une ordonnance pour effectuer différents examens.

- Une première échographie (ou, suivant le terme et la suspicion d'une grossesse, un dosage de BhCG, l'hormone de grossesse).
- Un bilan sanguin (sérologie, formule sanguine, groupage/rhésus, recherche d'agglutinines irrégulières si vous êtes de rhésus négatif, marqueurs sériques, etc.).
- Un dosage d'albuminurie et de glycosurie à renouveler mensuellement (recherche de protéines et de sucre dans les urines).
- Éventuellement, d'autres examens complémentaires en fonction de vos antécédents et de votre état de santé.

Suivant le stade votre grossesse, un deuxième rendez-vous vous sera donné après l'échographie dite « de datation », pour établir votre déclaration de grossesse et compléter le formulaire concernant la trisomie 21.

À SAVOIR

Le dépistage de la trisomie 21 est en pleine évolution : le DPNI (dépistage prénatal non invasif) repose sur l'analyse de l'ADN fœtal libre circulant dans le sang maternel par une simple prise de sang. Cet examen est d'ailleurs totalement remboursé par l'assurance maladie depuis janvier 2019. Il ne remplace pas le dépistage actuel – qui combine les résultats de la clarté nucale, grâce à l'échographie du premier trimestre, avec les marqueurs sériques prélevés dans le sang maternel –, mais il est proposé de façon systématique si le risque de trisomie fœtale se situe entre 1/1 000 et 1/51.

Je profite de cette question pour préciser que si les examens sont recommandés, ils ne sont pas obligatoires. Il est important que vous disposiez des informations nécessaires pour accepter ou non de les réaliser.

Une sage-femme peut-elle suivre ma grossesse ou dois-je consulter un gynécologue ?

Lorsque vous apprenez votre grossesse, vous pouvez contacter tout de suite une sage-femme. Lors de la première consultation, elle s'assurera de votre état de santé et pourra évaluer un risque potentiel au vu de vos antécédents médicaux, chirurgicaux et obstétricaux. Elle déterminera dans un premier temps si le pronostic de la grossesse est bon ; en d'autres termes, si tout semble physiologique. Si tel est le cas – ce qui l'est la très grande majorité du temps –, la sage-femme pourra assurer le suivi médical de votre grossesse, en plus de la PNP (préparation à la naissance et à la parentalité) et vous prescrira tous les examens nécessaires. La majorité des actes pratiqués par les sages-femmes conventionnées sont remboursés par l'assurance maladie, mais certains actes, comme les visites post-partum tardives au domicile, ne sont pas pris en charges à 100 % ; renseignez-vous auprès de votre mutuelle, si vous en avez une, afin de compléter le remboursement.

Dès lors que la grossesse n'est plus physiologie, vous serez guidée vers un spécialiste : le gynécologue ou tout autre professionnel qui pourra assurer un suivi en fonction du problème ou de la pathologie.

Je ne suis pas contre la médicalisation, mais je ne veux pas faire tous les examens courants ?

C'est votre droit, les examens de grossesse ne sont en effet pas obligatoires, mais recommandés. Vous pouvez donc en discuter avec votre sage-femme afin d'évaluer ensemble les bénéfices de tel ou tel acte et prendre ainsi votre décision en connaissance de cause.

DE VOUS À MOI

Il m'est arrivé de recevoir dans mon cabinet des mamans ou des parents en désaccord avec l'ensemble des examens, sans exception, de la prise de sang aux échographies. Si je comprends le refus de la surmédicalisation, il m'est cependant plus difficile d'admettre le rejet total de la médicalisation.

À juste titre, ils étaient méfiants. Soit parce qu'ils avaient déjà vécu une grossesse et une naissance altérées par cette manière de faire, soit parce que l'accompagnement qu'ils avaient reçu ne leur avait pas vraiment laissé la place d'être acteurs. Les situations passées, toutes différentes, restaient principalement axées sur un sentiment amer, celui d'être dépossédé de leurs droits. Le refus était donc catégorique. Ils ne voulaient pas compromettre cette nouvelle grossesse et cette naissance à venir en donnant les pleins pouvoirs au corps médical.

Était-il pour autant judicieux de refuser ces pratiques en bloc ? J'aimerais vous expliquer mon point de vue : je suis parfaitement consciente que certains examens de grossesse peuvent être anxiogènes et que la pertinence d'une partie d'entre eux mériterait d'être réévaluée. Je sais aussi que les mamans, les parents et les bébés n'ont pas encore la place qui devrait être la leur par rapport au monde obstétrical.

En tant qu'élève sage-femme, je ressentais aussi que les mamans n'étaient pas assez écoutées. Que nous ne leur permettions très probablement pas de prendre leur place. Le statut de soignant est particulier, majoritairement perçu comme « celui qui sait », face aux patients qui « ne savent pas ». Selon moi, c'est une erreur fondamentale.

Vous pensez peut-être, par exemple, que vous ne pourrez pas accoucher seule. Que vous ne serez pas capable de mener votre grossesse à terme sans une équipe pour pallier vos manques. Ne le croyez pas. Vous possédez une capacité que vous devez percevoir, comprendre et développer. Votre corps est un allié précieux; il vous donnera des indications que nul autre ne pourra détenir. Et, au-delà, ayez confiance en vos intuitions. Il n'y a rien de farfelu dans tout cela : vous êtes une femme capable de porter la vie et de la donner. Pensez-vous que la nature vous a privée de cette capacité pour la donner à d'autres ?

Le corps médical doit pouvoir partager son expertise avec vous, cette connaissance empirique qui se transmet dans les amphithéâtres et se développe avec l'expérience. Vous pouvez recevoir ces informations et les modeler à votre propre vécu, à votre propre corps, à votre propre ressenti. Nous pensons à tort que les décisions sont unilatérales, mais les médecins ne peuvent les prendre sans votre accord. Ils doivent s'adapter aux changements. Mais ne soyez pas réfractaires. Ne réagissez pas en excluant tout un pan de leur savoir, aussi incomplet soit-il.

Faites-vous confiance : intervenez, reprenez vos droits. Écoutez-vous et partagez votre ressenti afin d'être non pas uniquement entendu, mais écouté, et ainsi faire valoir vos droits et le choix de toutes les décisions liées à votre accompagnement. Cela sera-t-il simple ? Certainement pas. Faut-il baisser les bras pour autant ? Non plus. Nous pouvons travailler en équipe lorsque cela est nécessaire. Du moins, essayons.

Je veux garder mon bébé quoi qu'il arrive ?

Je me rappelle d'une patiente à qui je proposais le dépistage de la trisomie 21, un examen que l'on pratique de façon systématique, avec le consentement des parents, bien sûr. Lorsque je lui ai parlé du test, de ses avantages et de ses limites, elle m'a répondu : « De toute façon, je veux garder mon enfant, quoi qu'il arrive. » Avec son conjoint, elle était prête à accepter un handicap, quel qu'il soit. C'était un message fort.

Demandez-vous, avant même d'effectuer un examen ou d'en recevoir les résultats, ce que vous feriez en cas de mauvaise nouvelle. Un examen ne doit pas vous prendre au piège, il doit avoir du sens, et vous apporter une information vous permettant de faire un choix éclairé. Si ce n'est pas le cas, alors, il faudra effectivement remettre en question sa pratique et vous assurer d'avoir tous les éléments en main pour que ce choix en soit vraiment un.

Je cherche des livres pour m'informer ?

Nous avons beaucoup de chance car nous disposons de plus en plus de livres de qualité pour nous éclairer. Ceux que je conseille varient selon les mamans et les couples, car les désirs et les souhaits ne sont pas tous identiques.

Voici une liste – non exhaustive, vous pouvez aussi la compléter avec la bibliographie en fin d'ouvrage – qui vous permettra, quel que soit votre projet de naissance et vos croyances, de vivre une grossesse et une naissance à la hauteur de vos attentes.

Pour percevoir son plein potentiel

Intimes naissances – Choisir d'accoucher à la maison, de Juliette et Cécile Collonge.

Pour faire des choix conscients et éclairés

Accoucher sans péridurale, pour un accouchement naturel en pleine conscience, d'Aurélie Surmely.

Pour une approche globale

Vivre sa grossesse et son accouchement : une naissance heureuse, d'Isabelle Brabant.

Pour voyager avec votre bébé sur un plan plus spirituel

Les Neuf Marches – Un regard spirituel sur la grossesse et la naissance, d'Anne Givaudan et Daniel Meurois.

Vous remarquerez que ces livres sont axés sur la naissance et ne ciblent pas uniquement la grossesse. Ils vous permettront de réaliser que votre force et votre potentiel sont présents en vous depuis toujours et vous ouvriront le champ des possibles. Vous pourrez ainsi avancer plus sereinement : « Je suis capable de porter et de donner la vie », « Mon corps sait comment faire », « Mon potentiel ainsi que celui de mon bébé sont immenses. »

Existe-t-il de nouveaux outils pour se préparer à la naissance ?

J'adore, moi aussi, découvrir de nouvelles techniques et de nouvelles approches. Cela fait un bien fou de changer de perspective et de s'autoriser à voir la vie sous un autre angle. Nous disposons de toutes les compétences nécessaires en nous, un vrai trésor, mais, bien souvent, nous ne parvenons pas à y avoir accès – ou alors partiellement. Il n'est pas évident de retrouver son pouvoir et son potentiel. Certaines méthodes nous permettent donc de réaliser, par le biais d'exercices, ce que nous pourrions faire tout naturellement : écouter son corps, porter son attention sur son cœur, nourrir son âme, contacter son bébé, etc.

Les outils qui sont à notre disposition nous invitent à créer de nouveaux espaces en termes de lieu, de temps, mais aussi de possibilités. Nous en avons besoin pour nous rassurer, et nous conforter dans l'idée que nous avons les clés de nos propres serrures. Ils nous permettent de cheminer dans nos réflexions, de retrouver des sensations, un bien-être et d'apprendre à mieux se connaître, au point même parfois de susciter en nous une vocation.

Voici une méthode peu connue du grand public, mais pourtant très intéressante.

La gymnastique sensorielle périnatale, par Johanna Laurent

« Elle éveille le ressenti corporel, diminue les tensions et crée une connexion tête/cœur/corps, favorisant la physiologie de la grossesse, de l'accouchement, du post-partum et de l'allaitement. »

Johanna complète en énumérant les mots qui lui viennent à l'esprit en pensant à cette pratique : « Accès à ma profondeur, douceur, intensité, cœur à cœur. Les perceptions et les intuitions sont décuplées. J'ajouterais : saveur, puissance, parcours initiatique, persévérance... telle est l'empreinte indélébile que m'a laissée ma maternité grâce à la gymnastique sensorielle périnatale. »

Ses spécificités :

- gérer son stress, sa fatigue, ses émotions et son adaptabilité ;
- gérer efficacement la douleur pour les femmes souhaitant accoucher sans péridurale ;

- créer un lien parent/bébé profond et concret, renforcer la confiance en soi et inviter le futur papa à soutenir activement sa partenaire ;
- soulager les douleurs et les inconforts de la maman et du bébé ;
- (re)trouver une sexualité harmonieuse et intense dans le post-partum ;
- se remettre d'un accouchement traumatique ;
- après un accouchement par césarienne, se réapproprier la mise au monde de son bébé en vivant le déroulé en mouvement d'un accouchement physiologique.

D'autres approches et d'autres outils émergent de plus en plus. Pour ma part, j'accompagne aussi les futurs parents, parents et enfants avec la Communication Quantique. Nous en reparlerons un peu plus tard dans le livre.

J'aimerais sentir mon bébé bouger ?

C'est un instant vraiment marquant puisqu'il est généralement très attendu. Nous nous sentons surprises et ébahies de sentir la vie en nous et les premiers mouvements de notre enfant. Lorsqu'il s'agit du premier bébé, beaucoup de femmes n'osent pas croire que c'est bien lui qui bouge. Elles se disent qu'elles doivent se tromper, que ce sont probablement leurs intestins qui leur procurent ces sensations étranges. Lors des grossesses suivantes, les mamans affirment généralement sentir leur enfant très tôt et sont plus sûres de leur ressenti. Finalement, ce sont surtout la confiance en soi et la disponibilité pour accueillir les sensations qui importent. On peut prendre le temps de communiquer de différentes façons.

Votre bébé aime le contact. Il évolue au fil des jours, au creux de votre ventre. Il perçoit les borborygmes de votre appareil digestif, les battements de votre cœur, le souffle de vos poumons, la circulation des liquides, le son de votre voix, mais aussi vos émotions et vos ressentis. Il peut même percevoir certains goûts, grâce au liquide amniotique qui s'imprègne de ce que vous ingérez (comme celui d'un carré de chocolat que vous venez de manger). Il capte aussi, grâce à sa peau, de multiples informations sensorielles, mais aussi extrasensorielles.

Ainsi, en essayant de sentir les mouvements du bébé sous nos mains, mais également en nous ouvrant à tous les champs des possibles en termes d'écoute et de connexion, nous nous autorisons un moment unique avec lui. Nous permettons qu'ait lieu un échange profond, au-delà des mots, au-delà des sensations physiques.

Avant tout, observez comment votre utérus va évoluer au fil de la grossesse.

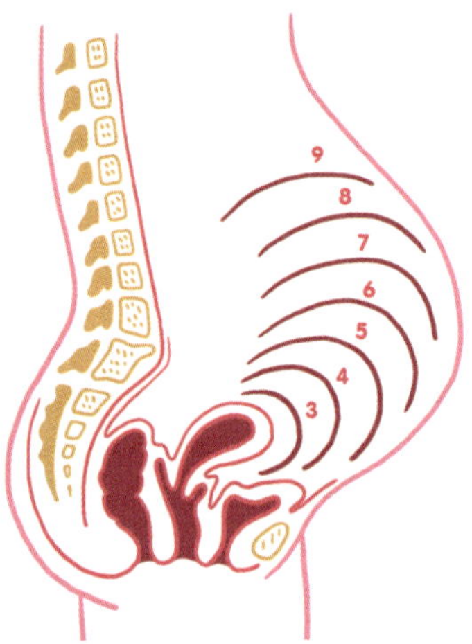

À présent, voici comment sentir votre bébé bouger pour la première fois sous vos mains.

• Allongez-vous tranquillement sur un matelas ou un canapé et prenez un temps pour détendre vos muscles, prendre conscience de votre corps. Diminuez la pression à tous les niveaux, pour vous accorder un moment de cocooning, rien que pour vous et votre bébé.

Le fait de vous détendre permettra à votre utérus de se relâcher. Plus souple, il gagnera ainsi en volume. C'est un peu comme si votre bébé passait d'un studio à un loft ! Les crispations et les tensions laissent la place à des tissus libérés.

Si cela vous semble difficile, utilisez votre souffle : inspirez bien par les narines et laissez l'air descendre jusqu'en bas de votre ventre, jusqu'à votre périnée. Imaginez une colonne d'air et faites glisser votre souffle par vague. Il descend et remonte. Petit à petit, mieux oxygénés, vos muscles vont se détendre et votre cerveau profitera lui aussi de cette oxygénation. Votre bébé sentira cette énergie et, de la même façon, son corps bénéficiera de cet oxygène, venant nourrir et apaiser chaque cellule de son corps.

• Placez vos mains de façon à ce que vos auriculaires soient placés au-dessus de votre symphyse pubienne. Vous pouvez les poser directement sur votre peau, de manière présente, mais pas pressante. Si c'était le cas, votre bébé pourrait ne pas être à l'aise pour bouger sous vos mains.

• Laissez le temps au bébé de prendre contact avec vous. Ne soyez pas déçue si vous ne le sentez pas cette fois-là, car il est peut-être dans une phase de sommeil. Tout comme nous, en tant qu'adulte, nous pouvons avoir besoin d'appréhender la rencontre à notre manière, lorsque le moment nous semble le bon.

Expliquez à votre bébé que vous cherchez le contact avec lui, que vous seriez ravie qu'il donne un petit coup dans le creux de vos mains. Imaginez qu'à travers vos mains, vous lui envoyez plein d'amour.

Vous allez probablement ressentir, en tout début de grossesse, quelque chose qui s'apparente à des bulles de champagne, à un hoquet. Il est possible aussi que vous ne sentiez pas de mouvement car votre bébé s'est simplement blotti contre votre main. Cela arrive souvent, notamment avec les papas/partenaires : le bébé vient se lover tout en douceur, alors qu'ils attendent ce petit coup franc, net, pour être bien sûr du contact. Il adore se blottir, sentir la sécurité de cette main, qui vient à lui et avec tendresse, avec amour. Si c'est le cas, vous observerez une différence entre vos deux mains : l'une sera plus pleine que l'autre. D'ailleurs, si vous pressez légèrement vos paumes sur le ventre, vous pourrez constater une résistance dans une main mais pas dans l'autre.

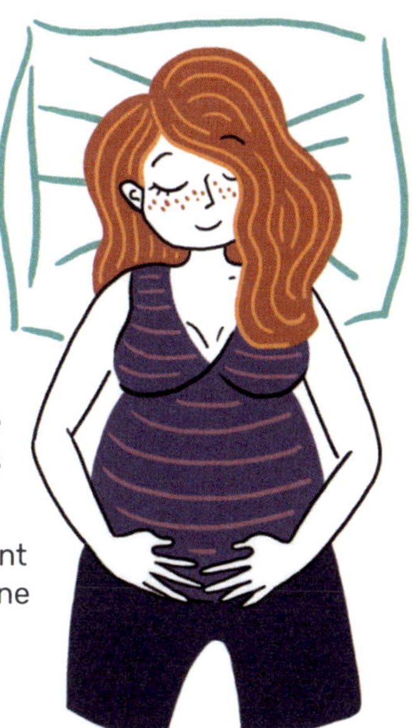

Bien sûr, tous les mouvements doivent être doux, en présence et en pleine conscience.

« Quand j'ouvre les yeux, j'observe que je suis petit dans l'univers, quand je ferme les yeux, je me rends compte que j'ai l'univers en moi. »

Inayat Khan

TÉMOIGNAGE

Mélanie, 32 ans et un enfant, Camille

J'aimerais témoigner du paradoxe dans lequel je me suis trouvée pendant ma grossesse. Je me suis en effet sentie tout à la fois très seule et très entourée.

Seule à être enceinte, à déjà porter cette responsabilité d'un enfant, à souffrir, à ressentir – et sentir ! –, à me sentir frustrée, à perdre ma chère autonomie sur certains aspects, à avoir peur de l'accouchement, etc. Seule physiquement aussi, car rapidement en arrêt de travail, et donc seule chez moi, quotidiennement, à attendre mon conjoint et à ruminer toutes ces émotions joyeuses et mais aussi moins gaies.

En même temps, j'étais connectée à chaque instant avec mon enfant, en pleine conscience. Je l'imaginais sans cesse qui bougeait et qui prenait toute la place dans mon esprit et peu à peu dans mon corps. Je savais par ailleurs que j'étais entourée et qu'il y avait toujours quelqu'un pour m'aider : mon conjoint, ma sage-femme, mon médecin, mon pharmacien, ma grand-mère ou ma meilleure amie.

J'avais pris rendez-vous avec une acupunctrice. J'arrivais alors aux environs de trois mois et demi de grossesse. Dans la salle d'attente, pour la toute première fois, j'ai senti mon bébé bouger ! Une vague d'émotions m'a submergée, mais je me suis tout de suite persuadée que j'attendais tellement ce moment que je l'avais certainement imaginé. J'ai donc gardé cet événement pour moi.

Au début de la séance, après m'avoir expliqué le principe, l'acupunctrice m'a demandé si elle pouvait en premier lieu s'adresser au bébé. J'étais étonnée mais ouverte à cela. Elle a posé alors la main sur mon ventre, doucement, proche de ma peau et a commencé à lui raconter ce qu'il se passait.

C'est alors qu'à nouveau j'ai senti un coup, net et franc ! En même temps, la thérapeute s'est arrêtée, m'a regardée, a souri et m'a demandé si j'avais senti cela. Et OUI ! Oui, il avait bougé et oui je l'avais senti, nous l'avions senti ! Nous avons pleuré ensemble… et j'en pleure encore.
Ce moment magique, je l'ai partagé en direct avec cette femme. Je n'avais pas été seule à le vivre. À partir de ce moment, j'étais plus sûre de moi, de mes ressentis et de mon lien avec Camille. Cet épisode, lui aussi, illustre bien, je crois, que je ne sentais peut-être seule, mais finalement sans vraiment l'être.

J'ai tout le temps faim ?

Nous sommes toutes différentes, mais il est vrai que les « fringales » peuvent être plus fréquentes durant cette période. Le terme de « fringale » peut avoir une connotation négative, qui sous-entendrait que nous mangeons au-delà de nos besoins réels et physiologiques. Pourtant, derrière ce mot se cache une vérité : enceinte, nous avons besoin de nous nourrir plus fréquemment.

Il m'est souvent arrivé, dans mon cabinet, de recevoir des femmes enceintes prises de vertiges, se sentant « partir ». Une fois allongées, les jambes surélevées pour favoriser la circulation sanguine vers les organes vitaux, je leur expliquais que la grossesse met à contribution le corps de façon exceptionnelle afin qu'un bébé puisse s'y épanouir. Tout l'organisme est sollicité et transformé pour l'accueillir et lui apporter ce dont il a besoin.

Votre utérus ballotte un peu votre estomac, vous limitant dans la quantité de nourriture que vous pourriez ingérer lors des repas. En même temps, votre organisme réclame des nutriments qualitatifs et doit répondre à une forte demande énergétique durant ces neuf mois. Je vous recommande donc de prendre des collations : dans la matinée, vers dix heures, et en milieu d'après-midi, vers seize heures.

ASTUCE

Glissez dans votre sac à main un petit sac en coton avec, à l'intérieur, des fruits secs et des oléagineux. Vous pourrez piocher dedans dès que vous ressentirez un petit coup de fatigue ou une sensation d'hypoglycémie.

J'aimerais communiquer avec mon bébé ?

Je suis sûre que toutes les femmes le font déjà, même de façon inconsciente, car dialoguer avec son bébé ne se limite pas à des mots. C'est bien plus que cela.

La communication a lieu sur plusieurs plans : la parole – celle qui nous est la plus familière –, le langage non verbal – ce que dit notre corps –, notre tonus musculaire, nos actes, nos actions, ce que nous transmettons, ou l'énergie que nous dégageons, qu'elle soit positive ou négative.

Nous savons notamment que nos cœurs peuvent « dialoguer » entre eux. Je ne peux être exhaustive sur ce sujet car notre potentiel est énorme et notre connaissance, à l'heure actuelle, limitée. Des méthodes comme la communication connectée (dite « coco ») ou la communication intuitive ont par exemple émergé.

TÉMOIGNAGE : la communication connectée et intuitive

Pauline, 30 ans, mère de 2 garçons

Je pratique la communication connectée et la communication intuitive, deux manières de pouvoir créer un lien de cœur avec mon bébé. Pendant mes deux grossesses, elles m'ont permis de découvrir tout ce qu'il vivait déjà, j'ai trouvé cela magique.

Vers le septième mois de ma première grossesse, je remerciais mon fils d'être là, dans mon ventre. J'étais très émue qu'il m'ait choisi comme maman. Je lui ai dit « merci », en posant mes mains sur mon ventre. J'ai alors reçu un petit coup. C'était comme un « de rien », avec un clin d'œil coquin. J'étais époustouflée de sa présence déjà si forte... C'était incroyable. Être enceinte et me sentir devenir maman d'un individu déjà si conscient me procurait une joie et une extase immense. Je rencontrais aussi beaucoup de sagesse de la part de mon bébé, dans un espace de non-jugement.

Lors de ma deuxième grossesse, j'ai vécu de nombreuses émotions qui m'ont ramenée à des périodes difficiles de mon histoire. Grâce à ces méthodes de communication in utero, mon bébé a pu me rassurer en me faisant sentir qu'il était bien dans mon ventre et que cela ne l'affectait pas autant que j'aurais pu le croire. Cela m'a permis d'être plus sereine dans ce que je traversais.

Ces pratiques ont aussi été très bénéfiques pour le papa : mon premier fils lui disait qu'il n'avait pas de doute sur le fait qu'il serait un bon père ; mon deuxième ; qu'il pouvait être comme il le souhaitait, qu'il n'avait pas à se forcer à être autrement. J'ai vu mon mari soulagé de recevoir ces messages. Il a ainsi pris sa place de père avec beaucoup de confiance.

Je continue à utiliser cet outil au quotidien avec mes enfants. Il m'apaise, et révèle toujours beaucoup d'amour et d'acceptation de la vie, de qui nous sommes.

La Communication Quantique

Je voudrais à présent vous parler d'une façon de communiquer encore très peu connue du grand public, mais qui mérite pourtant toute notre attention : la Communication Quantique.

Des physiciens quantiques ont découvert qu'il existait des tourbillons d'énergie dans les atomes. Tournant et vibrant constamment, ils émettent leur propre signature énergétique. Ces scientifiques en ont conclu qu'un être vivant était, par conséquent, un être d'énergie et de vibration.

Ces vibrations proviennent de plusieurs plans : de la partie la plus dense de notre être, tel que notre squelette, comme des parties les plus subtiles telles que notre intuition, notre petite voix intérieure, ou notre âme – selon vos croyances, optez pour le terme qui vous parle le plus. Elles vont pouvoir être **retranscrites sous forme d'informations**.

La Communication Quantique permet de capter ces informations essentiellement sous forme de mots. Le texte qui ressort d'une séance est une co-création entre la personne qui émet et celle qui retranscrit. Il s'agit d'un dialogue qui est capable d'interagir avec la personne dans sa globalité.

La Communication Quantique (CQ) intra-utérine est un outil précieux et beaucoup plus accessible qu'on ne le pense. Basée sur les récentes découvertes de la physique quantique, elle nous offre la possibilité de dialoguer avec l'enfant à naître.

Christine Deschênes, accompagnante quantique et spécialiste en périnatalité (Maternia, Canada)

En quoi cela peut-il être utile ? Je citerai ici l'exemple d'une de mes clientes, enceinte de 37 semaines et ayant un bébé positionné en siège. La version manuelle n'ayant pas fonctionné, de même que l'acupuncture et les postures de yoga suggérées, nous avons utilisé la CQ afin de questionner son bébé sur le sujet. Voici la réponse que nous avons reçue : « C'est ta peur que le scénario se répète qui me retient de me placer la tête en bas. Tu ne veux pas accoucher pour ne pas revivre ce que tu as vécu. C'est toi qui me retiens dans cette posture. Je ne me retournerai que lorsque tu seras prête. » Notez que ma cliente avait accouché précédemment d'un bébé mort-né. Cette information utile et juste nous a permis de la faire progresser sur ce thème pendant notre rencontre. Le lendemain, le bébé s'était retourné ! Deux semaines plus tard, cette femme accouchait par voie vaginale d'un beau bébé en santé.

DE VOUS À MOI

Durant toutes mes études de sage-femme, j'ai rêvé un bon nombre de fois de pouvoir communiquer avec les bébés pendant la grossesse ou à la naissance. Ils pourraient ainsi nous dire s'ils vont bien, s'ils supportent les contractions, comment ils vivent la grossesse, la naissance, comment ils se sentent et ce qu'ils désirent.

Une fois mon diplôme de sage-femme en poche et l'envie grandissante d'explorer cette communication avec les bébés, je commençais une formation en Haptonomie à Paris. Cette approche permet, par le toucher essentiellement, d'entrer en contact avec les bébés. Même si j'avais adoré pratiquer l'Haptonomie, mon désir de pouvoir mettre des mots sur leur ressenti restait frustré.

Ce n'est que plusieurs années plus tard que j'ai pu réaliser mon rêve. J'ai réalisé une interview, diffusée sur ma chaîne YouTube , d'une femme, Agathe Bourasset, qui proposait un moyen de communiquer avec des personnes privées de la parole grâce à la Communication Quantique. Autant vous le dire, j'étais plus qu'intriguée. Conquise et impatiente de tester cette méthode, j'ai donc suivi la formation.

Avec bonheur, j'ai pu expérimenter et approfondir mes connaissances. D'une richesse incroyable, cette communication a révolutionné mon accompagnement auprès des futurs et jeunes parents, et bien plus encore. Aujourd'hui, je reçois ainsi des demandes pour des séances quels que soient l'âge, le sexe ou la situation. Je réalise petit à petit que ma vocation est également d'accompagner les personnes à naître.

J'aimerais partager avec vous une séance que j'ai faite récemment avec un couple, dont la maman était enceinte de cinq mois. « Aurélie, nous avons un prénom qui nous revient souvent à l'esprit. Nous ne sommes pas très attirés par ce prénom mais nous pensons que notre bébé essaie de nous le communiquer. » Nous nous installons donc pour demander au bébé quel est son prénom. Le message que je reçois de l'enfant est le suivant : « Ils pensent à Nathanaël. Moi, je suis l'enfant qui naît. J'aimerais juste qu'il y ait un ˝n˝ dans mon prénom, car cela correspond à ma vibration. »

Un peu surprise par le fait qu'il précise qu'il est l'enfant qui naît, étant donné qu'il allait naître dans les mois suivants, je transmets son message à ses parents. La maman pleure aussitôt : « Ne vous inquiétez pas, je pleure parce que nous avons perdu notre précédente grossesse. Cela n'a pas été facile pour nous. Nous souhaitions l'appeler Nathanaël et ce prénom est revenu à nous pour cette nouvelle grossesse. »

La Communication Quantique est donc devenue un outil incroyable pour me permettre d'accompagner ce couple. Nous avons pu parler de la précédente grossesse et permettre à ce nouvel enfant à naître de prendre sa place. Sa propre place, au sein de sa famille.

J'ai besoin de partager ce que je ressens et me sentir entourée ?

Il est important de se créer un réseau, pendant la grossesse mais aussi après. Devenir parents, c'est à la fois fascinant et bouleversant. On a envie de partager nos joies comme nos moments de doutes. Le réseau que vous allez vous constituer vous permettra de rencontrer d'autres mamans enceintes, des parents expérimentés ou débutants, et surtout, d'échanger des idées et de nouveaux concepts.

Il est merveilleux de se dire : « Je vais réinventer ma vie en inventant ma vie de famille. » Oui, il faut quitter les vieux schémas car la plupart du temps, ils ne sont plus d'actualité, ne correspondent plus aux besoins actuels, et sont surtout impersonnels. Or, vous êtes la créatrice de votre vie. Ne vous enfermez pas dans des idées, même si, de prime abord, elles vous semblent logiques, au risque de vous priver de votre liberté de choisir. Donnez du sens à vos projets en vous les appropriant. Il n'y a rien de plus jubilatoire – ou presque ! – que de se sentir délesteé d'un poids pour avancer sur le chemin que l'on a choisi.

Allez, c'est parti ! Un petit tour sur Internet s'impose pour taper des mots-clés et tisser une toile rassurante autour de vous. Toquez également aux portes des associations de parents de votre ville et des centres de bien-être dédiés à la femme et à la famille. N'hésitez pas, enfin, à demander à votre sage-femme et à vos amis quels sont les événements programmés autour de vous dans les prochains jours et qui pourraient vous inspirer.

« Il est temps de vivre la vie que tu t'es imaginée. »
Henry James

Un atout pour gérer le stress et la fatigue

La majorité des mamans expriment ressentir la fatigue et le stress comme les principaux obstacles à leur épanouissement, d'abord pendant la grossesse, puis avec leur bébé.

Voici cinq points qui vous permettront d'atténuer la fatigue et le stress, grâce à la création de votre réseau.

1. Vous pourrez trouver, grâce à des applications mobile pour les mamans, comme WeMoms ou Grossesse +, une réponse, une information ou un conseil à n'importe quel moment de la journée ou de la nuit.

2. Vous pourrez bénéficier de conseils de professionnels comme une consultante en lactation, une sage-femme, un pédiatre, un homéopathe, un ostéopathe, etc. Vous pouvez compter sur tous ces professionnels en qui vous avez confiance.

3. Vous trouverez des témoignages de mamans qui vous accompagneront dans votre vécu et vous réconforteront.

4. Vous pourrez solliciter de l'aide à domicile par le biais d'un organisme – une aide est prévue par la caisse d'allocations familiales – ou grâce à des amies qui ont envie de vous soulager de temps en temps.

5. Vous pourrez organiser des rencontres ou vous rendre à celles déjà organisées pour échanger avec des parents, des mamans et créer du lien social. Ceci afin de rompre avec la solitude de la « jeune maman » qui, épuisée, a tendance à s'isoler chez elle.

Sortir de sa zone de confort

Lorsque je travaillais dans mon cabinet de sage-femme, j'ai été surprise par la réaction d'une maman que je suivais pour sa rééducation périnéale. À la fin de ses séances, nous faisions le point. Au moment de nous dire au revoir, juste avant de refermer son dossier, elle m'annonce : « Je vous trouve sympa ! J'aimerais bien que l'on prenne le temps de se connaître en allant boire un verre. » J'ai été vraiment étonnée, car ce n'est pas tous les jours qu'une patiente me propose de créer une relation d'amitié. Et, en même temps, j'ai trouvé cela génial. J'ai accepté et nous sommes aujourd'hui de très bonnes amies. Elle attend d'ailleurs son deuxième enfant à l'heure où j'écris ces lignes.

Je vous raconte cette histoire pour vous montrer que sortir de sa zone de confort, oser faire ce que l'on pensait ne pas pouvoir faire, peut être très bénéfique. Dans cette situation, elle a dépassé sa peur du refus et a réussi à tisser un lien avec moi. Encore merci Delphine d'avoir fait ce premier pas ! Et vous, comment sortiriez-vous de votre zone » ? Ce n'est pas si évident, n'est-ce pas !

À SAVOIR : les doulas

L'association Doulas de France est née en 2006 d'une volonté de développer et de promouvoir l'accompagnement non médical de la naissance et le travail des doulas. Il existe bien entendu, des associations similaires dans de nombreux pays, tels que le Canada, l'Angleterre ou la Belgique.

Le message de l'association Doulas de France

Ce métier – qui s'inscrit dans le cadre du service à la personne – n'étant pas encore reconnu, il a fallu réfléchir pour établir un cadre de référence clair qui définisse les conditions d'exercice de l'accompagnement à la naissance, dans le respect de la législation française. C'est dans cet objectif que la charte a été rédigée, en même temps que la création de l'association. Ainsi, les doulas qui en sont membres s'engagent entre autres à :

- proposer un accompagnement non médical, ni paramédical, aux futurs parents sur les plans émotionnel, affectif, physique et pratique pendant la grossesse, l'accouchement et la période postnatale ;

- accompagner les futurs parents ayant déjà mis en place un suivi médical de grossesse auprès d'une sage-femme ou d'un médecin ;

- être présentes lors du travail et de l'accouchement en complément d'une sage-femme ou d'un médecin.

Toute personne qui s'interroge sur les conditions d'exercice du métier en France est invitée à suivre la Session d'Information Positionnement et Éthique de la Doula (SIPED) : deux jours durant lesquels sont détaillées la charte, la législation française en matière d'accompagnement autour de la naissance et l'éthique du métier.

Les équipes de Doulas de France ont également travaillé à l'élaboration d'un cursus de base pour l'apprentissage du métier de doula, définissant le nombre d'heures minimum de formation requis dans des domaines spécifiques, de l'accompagnement à la naissance – relation d'aide, physiologie de la mère et du bébé, allaitement, etc.

TÉMOIGNAGE

Carole, 27 ans, 2 enfants

Pendant ma deuxième grossesse, j'ai vécu à cent à l'heure, la tête bouillonnante de projets à mener, de personnes à voir… Ce fut une période de grande fatigue et de grand bonheur. J'arrivais rarement à prendre le temps de profiter, de ne rien faire. Je me laissais happer par mille activités, oubliant souvent de savourer l'instant présent. Ces instants qu'il faut penser à apprécier, comme si on les prenait en photo dans notre tête, pour en garder toute l'intensité émotionnelle, pour y repenser plus tard avec nostalgie, mais avec la satisfaction de les avoir vécus pleinement. Ces moments où il faut remercier la vie.

En plus de mon travail, je devais m'occuper de mon aîné de 2 ans et demi, tout plein d'énergie. Je savais pourtant qu'il me fallait avoir conscience de cette période que j'adore et qui ne dure que quelques mois. Il se trouve que j'ai rapidement contacté une doula, principalement dans le but d'être présente à mon accouchement, puisque mon mari n'y assisterait pas, par choix.

La rencontre avec elle m'a véritablement apaisée : elle m'écoutait avec beaucoup d'attention, de délicatesse, avec un regard doux et un sourire complice. Nous nous sommes vues plusieurs fois avant l'accouchement, ce qui ne me semblait pourtant pas indispensable au départ.

J'ai apprécié sa disponibilité et son absence de jugement. J'ai réussi à mieux m'investir dans mon projet d'accouchement et à oser développer mon potentiel. Elle m'a soutenue dans mon envie d'accoucher à domicile, en m'aidant à trouver une sage-femme. Sa présence, sa douceur et son empathie m'ont permis de me confier à elle en priorité pendant ma grossesse. Elle a complété ce qui manquait dans mon entourage familial et amical.

Notes

PARTIE 2

MA VIE DE FUTURE MAMAN

VIVRE PLEINEMENT SA GROSSESSE

Nous avons toutes envie de vivre une grossesse heureuse et épanouie. Si des peurs, des freins, des obstacles ou des croyances limitantes viennent parfois ponctuer cette période particulière de notre vie, nous pouvons néanmoins choisir d'appréhender les événements différemment, d'être bien entourées et de chercher les réponses à nos questions afin de vivre à 100 % cette aventure.

Quel accompagnement choisir pour le suivi de ma grossesse ?

Deux types d'accompagnement existent : l'accompagnement global, dans lequel une seule et unique sage-femme suit la grossesse de la première visite prénatale aux suites de couches, et l'accompagnement semi-global, où la femme enceinte est suivie par plusieurs professionnels de la maternité.

L'accompagnement global

Si des parents choisissent cet accompagnement, que la naissance se fasse à domicile, en plateau technique ou dans une maison de naissance, la sage-femme qui les suit sera très présente : lors des consultations médicales de grossesse, des séances de préparation à la naissance et parfois même lors de réunions organisées entre parents, de petites conférences, de débats ou d'ateliers. Un échange quasi permanent ! La communication est facilitée par ce contact régulier tout au long de la grossesse, et un lien de confiance s'instaure au fil des mois et des rencontres. Ainsi, la sage-femme et les futurs parents apprennent à se connaître mutuellement. En percevant leurs besoins et leurs envies, elle pourra les accompagner en étant au plus proche de leurs valeurs, de ce qui est important pour eux, et de manière plus personnelle. Ce lien de confiance créé, les parents se permettront plus facilement de poser des questions parfois intimes, et d'exprimer des peurs ou des angoisses.

La sage-femme sera là pour les guider dans leur désir d'une naissance physiologique, tout en les informant des potentiels risques de transfert en structures hospitalières si la naissance est prévue à domicile ou en maison de naissance. Elle leur présentera les différents scénarios afin qu'ils puissent vivre au mieux ce changement de situation s'il devait se produire.

Les futurs parents et la sage-femme font donc équipe : l'information circule bien et les échanges sont instructifs pour tous.

L'accompagnement semi-global

Dans cette situation, les futurs parents seront en contact avec plusieurs professionnels de santé, en deux temps :

- un temps avec la sage-femme qui réalise le suivi médical ainsi que les séances de PNP (préparation à la naissance et à la parentalité) ;
- un temps à l'hôpital avec d'autres sages-femmes, qui seront de garde le jour de l'accouchement.

Il vous est également possible d'effectuer votre PNP à la maternité, en groupe, avec les sages-femmes du service, mais vous ne retrouverez pas forcément les mêmes le jour J. Dans certaines structures, une partie d'entre elles ne s'occupent d'ailleurs que des PNP et ne se rendent jamais en salle d'accouchement.

TÉMOIGNAGE

Céline, 31 ans, 1 petite fille de 8 mois

Je souhaitais bénéficier d'un suivi global et pouvoir accoucher sans péridurale, en « salle nature », avec ma sage-femme qui est formidable. Je ne voulais surtout pas me retrouver dans un milieu trop médicalisé, impersonnel. J'avais besoin d'être mise en confiance, d'être maître de mon corps et de mes émotions, que l'on m'écoute et que l'on me respecte à 100 %. Tout mon suivi s'est déroulé au cabinet de ma sage-femme (suivi de grossesse, ostéopathie, acupuncture, monitoring de contrôle...) : je sentais que j'étais épanouie et mon bébé protégé. J'ai accouché à J-3 avec mon conjoint, accompagné de ma sage-femme. C'était intense et merveilleux.

Je voudrais continuer à me baigner, y a-t-il un risque pour mon bébé ?

La grossesse est un état normal, même s'il est « extra-ordinaire ». Les baignades sont donc tout à fait possibles et même souhaitables, car nous connaissons les bienfaits de l'eau sur le corps et l'esprit.

Il n'y a aucun risque pour le bébé, qui profitera lui aussi de ce moment de détente.

Exceptions : il est toutefois recommandé de ne pas se baigner si les membranes amniotiques (plus connues sous le nom de « poche des eaux ») sont rompues ou si le col est dilaté. En effet, tous deux protègent le bébé des risques infectieux. À ce stade, vous serez certainement déjà accompagnée par des professionnels de santé qui vous indiqueront la marche à suivre, en fonction du terme de votre grossesse.

Voici quelques bienfaits de l'eau pendant la grossesse.

- Une détente musculaire grâce à l'eau chaude.
- Un allégement de votre poids dû à la flottaison (moins de pression sur votre squelette, vos muscles, vos articulations...).
- Un apaisement mental : sensation d'être contenue, de retrouver un environnement calme et serein, tout comme vous étiez dans le ventre de votre mère, entourée de liquide amniotique.
- Une activité tout en douceur qui permet le maintien de vos capacités musculaire et cardio-respiratoire, dans le respect de vos limites tout en s'adaptant à votre grossesse, au fil des mois.
- Une amélioration des gênes pouvant être occasionnées par la grossesse : douleurs ligamentaires, membres inférieurs œdématiés (rétention d'eau)...
- Si vous vous baignez à la mer, le grand bol d'air marin vous procurera des sensations de bien-être, votre corps bénéficiera de la lumière du soleil, de toutes les qualités de l'eau de mer, des parfums iodés, de la musique des vagues, de la détente du sable sous les pieds.

À SAVOIR

- Si la baignade a lieu dans une piscine privée : il me paraît nécessaire de rester vigilante quant aux produits utilisées pour le traitement de l'eau. Renseignez-vous auprès de professionnels pour vous assurer le recours à des produits de qualité, respectez le dosage recommandé et ne les manipulez pas. Le contrôle de l'eau sera également important.
- Après votre baignade, pensez à prendre une douche afin d'éliminer les substances présentes sur votre peau.
- L'eau trop chaude n'est pas conseillée, car elle entraîne plusieurs effets indésirables (dilatation des vaisseaux sanguins, augmentation de la fréquence cardiaque...). Attention donc au jacuzzi, assurez-vous que la baignade soit courte et la température pas trop élevée.

- Il vous sera tout à fait possible de donner naissance à votre bébé dans l'eau (en cas de grossesse physiologique et de naissance sans péridurale, notamment). La température de l'eau idéale est de 36,8°C – 36,9°C. Si vous êtes en structure, la baignoire sera équipée d'un filtre antibactérien et soumis à des contrôles sanitaires réguliers. La sage-femme qui sera présente vous guidera et vous donnera toutes les informations nécessaires pour réaliser une naissance aquatique dans les meilleures conditions.

J'ai envie d'aménager la chambre de mon bébé, mais je ne sais pas quoi acheter ?

Votre bébé grandit dans votre ventre. Vous imaginez sans doute déjà la rencontre avec lui et le bonheur de pouvoir bientôt le serrer dans vos bras vous procure une grande excitation. Peut-être alors avez-vous commencé à aménager sa chambre ou à préparer quelques affaires pour lui ?

J'aimerais vous proposer de repenser votre manière de créer cette chambre. Nous sommes conditionnées à acheter tout en restant dans des « standards », dans des « normes » socio-culturelles : nous nous croyons obligées de nous procurer un lit à barreaux, un parc, une gigoteuse, une armoire, une chaise haute...

En réalité, des alternatives s'offrent à nous, tout aussi intéressantes pour favoriser le développement et l'autonomie du bébé. Je vous propose d'explorer ce qui vous convient le mieux, ainsi qu'à votre bébé.

Profiter des évènements et des réseaux sociaux

Renseignez-vous sur ce qu'utilisent les parents autour de vous :

- dans des ateliers ou des événements parents/enfants ;
- dans des groupes alternatifs sur Facebook ;
- pendant les séances collectives de préparation à la naissance.

Informez-vous également grâce à :

- des auteurs qui ouvrent d'autres perspectives sur la petite enfance (Isabelle Filliozat, Catherine Gueguen, Charlotte Poussin…) ;
- des vidéos sur YouTube d'inspiration Montessori, Freinet, Steiner, etc. ;
- des blogs de mamans, inspirants et souvent truffés de bonnes idées (vous en trouverez une multitude sur hellocoton.fr, par exemple).

L'idée est de ne pas vous diriger vers du « tout cuit », mais plutôt d'emprunter un chemin qui vous correspond. Dans le cas contraire, vous pourriez regretter par la suite de ne pas avoir envisagé d'autres options. Créez votre propre univers et faites-le avec plaisir : c'est un moment délicieux !

Pourquoi ne pas changer les codes ?

La chambre classique d'un enfant se compose d'un lit à barreaux, d'une penderie, d'une table à langer et d'un fauteuil. Mais sont-ils vraiment indispensables ?

Prenons deux exemples :

- **Le lit à barreaux :** si vous souhaitez faire du « co-dodo » (ou « co-*sleeping* ») avec votre bébé, il ne vous sera pas très utile (tout comme le tour de lit). Par la suite, dès que votre enfant avancera à quatre pattes, vous pourrez mettre un matelas au sol, afin qu'il aille de lui-même s'allonger dès qu'il en a envie.
- **La penderie :** souvent haute, elle est généralement davantage adaptée aux parents qu'à l'enfant. Vous pouvez la remplacer par un meuble bas avec des tiroirs. Il sera ravi d'accéder à ses affaires, de repérer les habits qu'il choisit de porter et de vous montrer qu'il y est arrivé tout seul (ou presque !).

Finalement, chaque achat « classique » a une alternative : il vous suffit de trouver celle qui vous convient.

À SAVOIR

Vous pouvez opter pour des meubles d'occasion afin de limiter la pollution due aux matériaux de fabrication et de décoration (peinture, colle...) des objets neufs.

Après avoir récolté suffisamment d'informations, demandez-vous : comment puis-je faire en sorte que cette chambre respecte mes valeurs et reflète l'atmosphère que j'ai envie qu'elle ait ? Dans le contexte de ma vie actuelle, quelles solutions pratiques s'offrent à moi ?

TÉMOIGNAGE

Agathe, 41 ans

Pour l'arrivée de mon premier enfant, j'étais très occupée : un déménagement, un emménagement, des travaux, un boulot prenant et pas de congé pendant neuf mois, ni même de congé pathologique. La chambre n'avait pas d'importance puisque la priorité était l'installation de la maison. Quand Léa est née, nous avons pratiqué le co-dodo et j'ai attendu les meubles de ma cousine dont les enfants étaient plus grands ; c'était aussi une période d'économies.

Je voudrais m'initier à la relaxation ?

La méditation et la relaxation permettent d'améliorer notre condition et notre qualité de vie. Si les études scientifiques ont prouvé que la méditation contribuait à réduire le stress, ses avantages sont encore plus nombreux.

Tout le monde peut méditer – si les capacités physique et psychique le permettent, bien sûr. La simplicité de la technique étonne presque au regard de l'incroyable bénéfice que nous pouvons en tirer. Nous découvrons, grâce à elle, le potentiel du cœur, qui est infini. Cet état de bien-être peut nous amener à des prises de conscience sur le sens de notre vie, de notre chemin.

Méditer enceinte est une expérience particulière. D'abord parce que nous nous sentons beaucoup plus connectées à notre corps, du fait de tous les changements qui s'y opèrent ; nous sommes plus sensibles dans notre perception. Ensuite, parce que l'être que nous portons est en lien avec le cœur, avec l'amour. Il n'a pas besoin de se protéger et n'a pas vécu des expériences difficiles qui auraient pu l'éloigner de ce contact essentiel avec son moi profond.

Pour ces différentes raisons, il semblerait qu'il soit plus aisé pour une femme enceinte de méditer ou, du moins, qu'elle serait plus facilement capable d'atteindre l'harmonie et la paix recherchées. Comme ceci reste théorique, pourquoi ne pas l'expérimenter pour vous faire votre propre opinion ? Avant de méditer, n'oubliez pas de noter comment vous vous sentez et dans quel état vous vous trouvez, physiquement et psychologiquement.

Voici comment méditer en trois étapes.

1. Installez-vous confortablement, en position de préférence assise, sur une chaise ou un fauteuil, soit au sol, adossée. Les jambes peuvent être croisées et soutenues par des oreillers sous vos genoux pour un meilleur confort. Choisissez, si possible, une pièce agréable et calme.

2. Fermez les yeux et relaxez-vous. Observez comment vous vous sentez, ici et maintenant, dans votre corps, dans votre tête, dans votre cœur. Appréciez l'apaisement qui s'installe. Souriez intérieurement. Laissez le souffle de votre respiration vous détendre. Petit à petit, les tensions se relâchent, avant de disparaître : votre corps peut ainsi retrouver une posture plus agréable, plus naturelle (c'est-à-dire plus physiologique).

3. Portez votre attention sur votre cœur, connectez-vous à lui, imprégnez-vous de la lumière qui s'y trouve. Laissez-vous absorbée par cette sensation de détente. Si des pensées vous perturbent, lâchez-les telles des ballons dans le ciel et revenez à cette source lumineuse qui émane de votre cœur. Prenez le temps qu'il vous faudra. Vous ressentirez le moment où la méditation est finie, instinctivement, sans vous chronométrer, vous saurez que vous avez pris le temps nécessaire. Cette durée augmentera d'ailleurs certainement au fur et à mesure de vos séances.

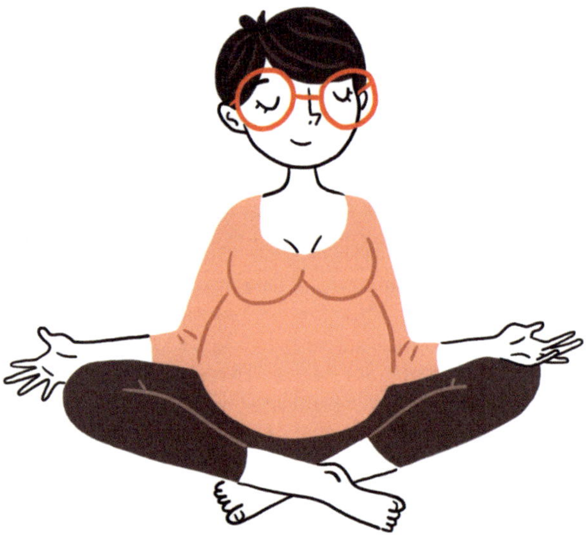

Votre méditation est terminée. Comment vous sentez-vous ? Que s'est-il passé pour vous ? Pensez à noter cette expérience dans votre journal de grossesse.

À SAVOIR

Cette méditation centrée sur le cœur est inspirée par la méthode Heartfulness, que nous avons déjà évoquée plus haut avec le *cleaning*. Pour aller plus loin, retrouvez-la gratuitement sur le site www.heartfulness.org.

J'ai du diabète gestationnel, est-ce grave ?

Le diabète gestationnel s'installe le temps de la grossesse et disparaît après la naissance. Il se traduit par un trouble de la tolérance au sucre. Ainsi, vos résultats d'analyse feront état d'un taux de sucre anormalement élevé dans le sang.

Il peut nécessiter un traitement à l'insuline (pour aider à métaboliser le sucre), mais dans la grande majorité des cas, des mesures hygiéno-diététiques (dont une correction de l'assiette alimentaire) couplées à une surveillance de votre taux de sucre dans le sang suffisent.

Cette pathologie liée à la grossesse ne doit pas être négligée car elle peut impacter l'état de santé de la mère comme du bébé. Si le diabète est contrecarré et stabilisé suffisamment tôt dans la grossesse, les risques liés (prise de poids maternelle et fœtale dite « macrosomie fœtale », hypertension artérielle et pré-éclampsie – plus fréquentes en cas de diabète gestationnel – accouchement plus difficile suite aux différents déséquilibres qui en découlent, hypoglycémie du bébé à la naissance, etc.) demeurent limités.

Tout cela vous sera expliqué de façon personnalisée par votre gynécologue, votre diététicien et votre diabétologue au besoin. L'objectif sera de stabiliser votre diabète afin que vous puissiez vivre votre grossesse le plus sereinement possible, sans complications.

Je dois rester alitée car mon col est ouvert, que risque mon bébé ?

Si votre médecin vous a demandé de rester au repos, c'est qu'il a jugé que la dilatation du col de l'utérus pouvait être préjudiciable pour la grossesse (en fonction de votre âge, de votre histoire et de vos antécédents obstétricaux).

L'indication à l'alitement se veut préventive. Le fait d'être allongée permet à l'utérus de se relâcher plus facilement, et, en conséquence, de diminuer les contractions, voire de les supprimer (attention, il existe des contractions normales pendant la grossesse ; il faudra donc les différencier de celles qui modifient le col). Par ailleurs, cette position doit permettre au col de l'utérus de se libérer du poids de la grossesse : un bébé trop bas, par exemple, sollicite beaucoup plus le col et favorise sa maturation. De façon générale, l'alitement diminue le tonus du corps et atténue l'effet de la pesanteur.

Une fois dans cette situation, le risque d'une naissance prématurée est certes limité, mais vous devrez faire face aux éventuelles conséquences d'un alitement :

- douleurs physiques, constipation (liées aux manques d'exercice et de mouvement) ;
- baisse de moral, solitude ;
- accompagnement médical obligatoire (monitoring régulier, traitement médicamenteux).

Votre bébé ressentira votre état émotionnel et sera lui aussi privé de mouvement : cela s'appelle le « silence utérin ». Si vous êtes confrontée à cette situation, voici vos ressources :

- sollicitez les services d'une sage-femme à domicile pour qu'elle puisse vous faire profiter de vos huit séances de préparation à la naissance et à la parentalité (PNP) ;
- choisissez éventuellement d'être chouchoutée et entourée par une doula ;
- demandez à votre famille et à vos amis de vous rendre visite régulièrement, quitte à vous faire un planning ;

- fixez-vous des objectifs réalisables et pratiquez des activités qui vous procurent du bien-être : lecture, écriture, écoute de podcasts, tricot pour votre bébé, etc.
- installez un transat sur votre balcon, dans votre jardin ou proche d'une fenêtre afin de vous oxygéner et de bénéficier des rayons du soleil ;
- faites-vous prescrire des séances de kinésithérapie à domicile ;
- créez-vous un compte Instagram et échangez avec d'autres futures mamans dans votre situation, pour vous sentir entourée et partager vos systèmes D afin de vivre au mieux cet alitement ;
- n'hésitez pas à faire appel à une coiffeuse, une masseuse ou une esthéticienne pour prendre soin de vous (ou donnez régulièrement rendez-vous à votre compagnon/compagne pour une heure de massage, une fois par semaine, par exemple).

S'agissant de votre bébé :

- expliquez-lui pourquoi vous êtes allongée, partagez avec lui vos ressentis et vos émotions. Il a besoin de comprendre ce qu'il se passe. Vous pouvez employer des mots d'adultes, sans forcément rentrer dans les détails. Mais il doit savoir pourquoi vous êtes triste si tel est le cas et comprendre que ce n'est pas de sa faute. Si cela est difficile pour vous, vous pouvez aussi avoir recours à la Communication Quantique (voir p. 80).
- pour éviter le silence utérin, effectuez de petits bercements du bassin, que vous pouvez réaliser en suivant les conseils d'une praticienne en haptonomie, en regardant des vidéos sur YouTube (une vidéo explicative sur ce sujet est disponible sur ma chaîne) et en demandant aux professionnels qui vous suivent de vous montrer comment procéder : seule avec un ballon ou à deux avec une écharpe, plusieurs solutions existent.

J'ai envie de changer de look et de ne plus porter de couleurs sombres !

La grossesse va vous inspirer, très probablement, une nouvelle palette de couleur, à la hauteur des sensations et des émotions inédites que vous ressentez.

Votre garde-robe se compose-t-elle plutôt de vêtements foncés, noirs ? Passez donc aux couleurs ! La grossesse est colorée, joyeuse, et ces teintes vous aideront à revêtir une énergie de vie positive. Comme nos pensées, notre manière de nous habiller influence notre bien-être. La grossesse nous emmène sur le chemin de la maternité, alors allons-y avec des couleurs et découvrons tous les aspects féminins de notre être. Soyons belles, rayonnantes.

Portez des robes, des tissus fluides ; habillez vos chevilles avec des chaînes ; ornez votre cou avec des colliers qui ont du sens pour vous ou simplement qui vous plaisent. Offrez-vous un bracelet avec des pierres semi-précieuses, comme la pierre de lune par exemple ; changez de coiffure… : je vous invite à découvrir ou à redécouvrir votre corps en commençant par le valoriser et le mettre en beauté. Sentez la femme que vous êtes : une femme louve, une femme aigle, une femme cygne, peu importe. Resplendissez en osant être vous-même !

Notez, dans votre journal de grossesse, ce que vous éprouvez en arborant une jupe longue qui ondule avec le vent : votre petite fille intérieure prend-elle du plaisir à la faire tournoyer ? Lorsque vous marchez, sentez-vous que votre corps change d'allure, de posture ?

Vous pouvez également noter vos réponses à ces questions :

- lorsque je porte de la couleur, comment je me sens ?
- quelles couleurs me vont au teint, me mettent en joie ?

Détendez-vous et jouez avec les couleurs en coloriant ce mandala, avec votre état intérieur du moment :

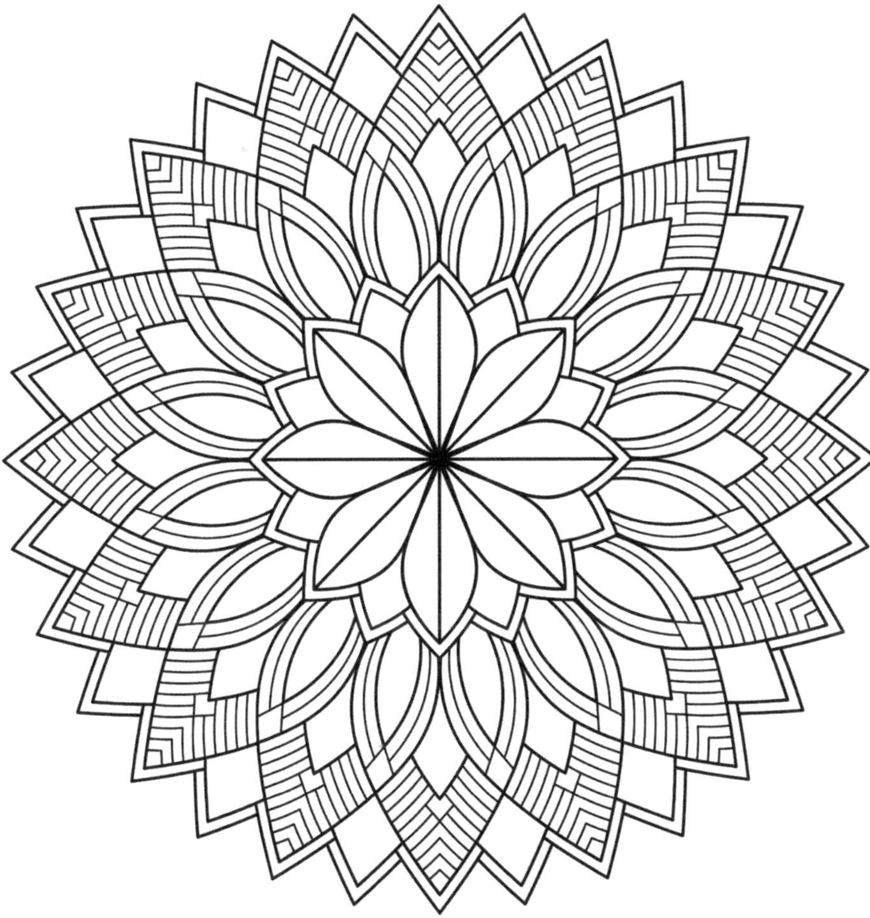

À SAVOIR

Chez nous, au bureau ou dans la rue, les différentes couleurs vont avoir des effets variés sur notre état. Certaines peuvent être apaisantes, comme les couleurs froides (le vert, le bleu, le violet…), quand d'autres, dites chaudes, sont plutôt énergisantes (le rouge, l'orange, le jaune…). Il est donc intéressant d'alterner les teintes chaudes et froides pour répondre à nos besoins, qui évoluent au fil de la journée.

Voici quelques exemples de couleurs et de leurs effets.

Bleu : une couleur inspirante, qui invite à explorer son côté créatif et stimule l'imagination.

Vert : très adaptée à la lecture, elle permet, avec douceur, de rester concentrée et de mieux s'imprégner de l'univers d'un ouvrage.

Mauve : elle est toute désignée pour une chambre d'amoureux. Elle favoriserait la libido.

Rouge : une couleur qui vous apportera une énergie certaine, vous permettant par exemple de travailler plus longtemps. Attention tout de même, une pièce entièrement rouge peut devenir agressive, mais utilisée par touches, elle aura l'effet escompté.

Rose : le rose est euphorisant ! Oui, nous sommes plus positifs et plus relaxés lorsque nous voyons la vie en rose.

Aujourd'hui, je n'ai pas senti mon bébé bouger ?

Une absence ou une diminution inhabituelle des mouvements fœtaux, quel que soit l'âge de la grossesse, doit vous amener à consulter votre sage-femme ou votre médecin. Ne restez pas avec une inquiétude.

Certaines situations, comme une journée stressante et très chargée qui a monopolisé toute votre attention, peuvent expliquer que les mouvements du bébé soient passés inaperçus.

Dans ce cas, vous pouvez prendre quelques minutes pour vous rassurer et sentir votre bébé. Voici comment faire :

- allongez-vous et adoptez une position dans laquelle vous vous sentirez autant détendue que possible : l'idée est de permettre à l'utérus de se relâcher, d'évacuer les tensions de la journée ;
- respirez calmement, en fermant les yeux ;
- posez vos mains, légères, sur votre ventre et respirez dans vos mains ; lorsque vous sentirez votre ventre plus souple, il sera plus facile pour le bébé de bouger à sa guise ;
- suggérez mentalement que votre utérus est souple, que votre bébé a de la place ;
- prenez le temps d'envoyer un message à votre bébé sous forme de pensées ou à haute voix : « Mon bébé d'amour, maman a eu une journée très chargée. Je suis en train de me détendre ; j'aimerais savoir comment tu vas et être rassurée. J'aurais besoin de te sentir bouger sous mes mains. » ;
- prenez quelques minutes pour accueillir vos sensations, vous apaiser et laisser votre bébé venir à vous.

Puis-je préserver mon périnée durant ma grossesse ?

Nombreuses sont les femmes qui découvrent leur périnée après la grossesse, lors des séances de rééducation qui sont proposées après la naissance. Je regrette que l'on parle si peu de cette partie du corps avant la grossesse et qu'elle soit majoritairement méconnue.

Cette zone composée de muscles enserre la vulve et l'anus, et maintient, tel un plancher, les organes abdominaux. Elle est, de plus, un lieu de passage, où s'opèrent l'élimination des déchets de notre corps, l'écoulement des menstruations, l'acte sexuel, la sensation de plaisir mais également l'arrivée au monde du bébé. Cette partie du corps, qui fait parler d'elle malgré tous les tabous qui l'entourent, évoque par ailleurs un lieu sacré, énergétique et a besoin d'être considérée et protégée.

Lors de la grossesse, le périnée, plus souple, plus laxe, se modifie et se prépare pour le jour de la naissance. Les tissus s'imprègnent hormonalement. Extraordinaire, il supporte le poids de vos organes, celui du bébé, du liquide amniotique ou encore du placenta. Quel exploit !

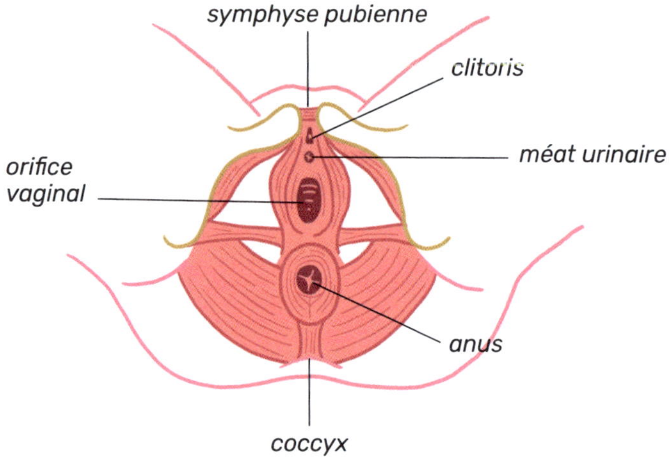

Alors oui, notre corps, notamment notre périnée, peut être mis à rude épreuve si n'avons pas au préalable pris soin de lui. L'âge, le surpoids, la sédentarité, les grossesses multiples ou à répétition ont tendance en effet à le fragiliser.

Lorsque la grossesse s'installe, nous débutons avec un capital santé qui nous est propre. Nous pouvons bien entendu l'enrichir avec du temps, du soin et de la conscience.

Je vous propose quelques clés pour préserver votre périnée :

- Veillez à votre posture : la grossesse accentue la lordose naturelle (cambrure du bas du dos). Si nous ne prêtons pas attention à notre posture, nous risquons de perdre notre tonus musculaire autour de ce ventre rond, qui, lui-même, aura tendance à partir en avant. Pour corriger cela, imaginez-vous tel un ressort du sommet de votre crâne jusqu'à vos pieds. Il doit être suffisamment étiré pour ne pas se tasser, tout en gardant de la souplesse. Ajustez ainsi votre axe et votre centre de gravité. Essayez de penser à vous corriger régulièrement.

- Essayez la position accroupie, qui est une position physiologique, c'est-à-dire tout à fait adaptée à notre corps. Si vous observez un enfant en bas âge, il se met spontanément accroupi, de façon naturelle. Nous perdons au fil des ans cette intelligence du corps, conditionnées pour ne faire que peu d'efforts dans notre quotidien (travail, voiture, métro…).
- Oxygénez-le ! Nous pouvons prendre soin de notre périnée en commençant par avoir conscience de son existence. Lui apporter consciemment de l'oxygène vous permet de faire « vivre » cette partie de votre corps et, ainsi, d'être plus attentive à son potentiel comme à ses limites. Par la respiration, je « descends » dans mon corps et sens mon périnée bouger. Je peux accentuer son mouvement, le faire monter, descendre ou encore le bloquer. Expérimentez ! Si vous avez du mal à le percevoir assise, n'hésitez pas à vous allonger.

À SAVOIR

Lors de l'accouchement, j'ai observé bien souvent que les femmes avaient tendance à contracter leur périnée au lieu de lui permettre de se détendre pour laisser passer le bébé. Ce n'est, certes, pas forcément évident. Vous pouvez donc dès à présent essayer de « lâcher votre périnée », pour comprendre à quoi cela correspond.

J'ai peur de trop grossir ?

Enceinte, nous avons une double responsabilité à travers ce que nous ingérons (aliments et boissons) : apporter à notre corps une alimentation saine afin qu'il puisse « fonctionner » correctement, mais également permettre à notre bébé de recevoir tout ce dont il a besoin.

Je vous propose déjà de vous interroger sur votre relation à la nourriture. Prenez le temps de noter les réponses sur votre journal de grossesse :

- Que m'apporte le fait de manger, de m'alimenter, sur le plan physique, émotionnel, spirituel ?
- Quelles améliorations pourrais-je apporter à mon alimentation, durant ma grossesse, pour augmenter sa qualité nutritive ?

Pour améliorer notre alimentation, nous pensons souvent à bannir certains aliments. Aujourd'hui, je vous propose de ne pas fonctionner ainsi, mais de décider de manger plus ! **Plus de bonnes choses pour votre corps :** des fruits et des légumes, si possible crus ou peu cuits pour qu'ils gardent toutes leurs qualités nutritionnelles et qu'ils puissent être facilement assimilés. Écoutez votre corps, ressentez ce dont vous avez envie.

Percevez comment celui-ci réagit. Si le transit est trop sollicité, consommez moins de fibres et préférez boire des jus préparés à l'aide d'un extracteur, par exemple. Vous verrez que, rapidement, vous aurez remplacé les aliments contenant des sucres raffinés que vous aviez l'habitude d'avaler par des smoothies frais. Le fructose étant meilleur pour la santé, vous avez tout à y gagner. Encore une fois, soyez à l'écoute de votre corps.

Votre pouvoir sur l'alimentation

Saviez-vous que votre état émotionnel peut impacter la qualité de vos aliments ? Si vous cuisinez énervée, stressée ou triste, si ce qui émane de vous est négatif, alors vous transmettrez cela à votre nourriture, comme à tout ce qui se trouve autour de vous. Tout est énergie. Alors, lorsque vous cuisinez, soyez zen ! Créez une atmosphère paisible, détendez-vous, cultivez votre bien-être grâce, par exemple, à une musique douce ou à de l'encens qui libère un parfum apaisant.

Manger en conscience

Lorsque nous mangeons, il est important de le faire consciemment. Évitez de dîner en regardant la télévision, en lisant un journal ou en faisant une activité qui vous empêche d'être présente, au point d'en oublier ce que vous avez mangé ou quel goût cela avait. Prenez le temps de savourer, de faire honneur à votre plat et à la nourriture, de bien mastiquer pour mieux digérer. Lorsque l'on est enceinte, cela est d'autant plus important.

À SAVOIR

Le liquide amniotique se teinte du goût des aliments que vous ingérez et il est entièrement renouvelé toutes les six heures. Avalé par le bébé, sa saveur varie en fonction de ce que vous mangez. Prenez donc le temps de manger, de goûter et, pourquoi pas, d'annoncer le menu à votre bébé !

« Que ta nourriture soit ton médicament. »
Hippocrate, IVe siècle avant J.-C.

Un corps qui change vite

Audrey Thorner, hypnothérapeute, coach en programmation neuro-linguistique (PNL), praticienne en Communication Quantique.

Je reçois beaucoup de femmes enceintes qui se renferment sur elles-mêmes et se démoralisent lorsqu'elles commencent à prendre du poids. Grâce à la visualisation, à la PNL ou à l'hypnose, nous travaillons sur la façon dont elles se perçoivent et, souvent, cette perception est erronée ou déformée, surtout lorsque le corps change à toute vitesse. Ces techniques sont un moyen facile et rapide de regagner la confiance en soi et d'apprendre à aimer ce corps en mutation.

Doit-on faire des échographies tous les mois ?

Seules trois échographies sont recommandées, mais non obligatoires. Elles sont effectuées vers les 12e, 22e et 32e SA (semaines d'aménorrhée).

Il est vrai que beaucoup de gynécologues proposent des échographies à chaque consultation sans que leur intérêt ne soit scientifiquement prouvé. Si l'échographie précédente n'a rien révélé d'anormal, si l'échographe n'a pas besoin d'explorer ou d'évaluer un point en particulier dans le temps, et si l'on estime que la croissance fœtale et l'adaptation maternelle ne suggèrent en rien un déséquilibre ou une pathologie, alors les trois échographies recommandées suffisent.

A contrario, certains professionnels se montrent réticents à effectuer cet examen de façon trop fréquente et sans raison médicale. Spontanément, je vous dirais que j'ai tendance à partager cet avis : chaque acte posé induit des conséquences, que l'on découvre malheureusement parfois bien plus tard.

Comme je l'ai mentionné plus tôt dans le livre pour répondre à la question de la potentielle nocivité de l'échographie obstétricale, j'ai observé durant ma pratique de sage-femme que les bébés avaient tendance à « fuir » la sonde à ultrasons lors de l'examen. Des parents nous le disent également, sans forcément comprendre la signification de la réaction de leur bébé : « Il n'a pas arrêté de bouger ! », « L'échographe n'a jamais réussi à l'avoir comme il le voulait. Il nous tournait le dos ! », « Il n'a pas arrêté de taper dans la sonde. »

À notre époque, où tout doit être prouvé scientifiquement mais où les études manquent dans de nombreux domaines et sur des sujets très importants, faisons appel à notre intuition, notre logique, notre déduction, notre prudence et notre modération.

Petit récapitulatif des trois échographies : intérêts et objectifs

- *La première échographie (autour de la 12e SA)*

Elle permet de valider la grossesse dans la cavité utérine, de compter le nombre d'embryons, et d'estimer le début de la grossesse (et donc son terme). Vous aurez également le bonheur d'entendre les battements du cœur de votre bébé. C'est enfin lors de cet examen que l'on mesure la clarté nucale, qui constituera l'un des éléments à prendre en compte pour l'évaluation du risque que l'enfant soit porteur d'une anomalie chromosomique : la trisomie 21.

- *La deuxième échographie (autour de la 22e SA)*

Il s'agit de l'échographie la plus longue. Effectivement, l'échographe aura besoin de temps pour déterminer si la croissance du bébé évolue normalement et éliminer tout dysfonctionnement possible, en vérifiant chaque organe. Les parents sont souvent un peu déçus lors de cette échographie car, le bébé étant plus gros, on ne le voit pas dans sa globalité. Pourtant, le plaisir de découvrir son profil, une main, un pied et de connaître le sexe est bien présent. De plus, voir et entendre le cœur de son bébé est toujours un moment très fort. Vous aurez également, lors de cet examen médical, une estimation du poids fœtal, mais n'oubliez pas qu'il existe une marge d'erreur conséquente. Il sera intéressant de comparer ce chiffre avec celui qu'obtiendra votre sage-femme lors d'un examen clinique.

- *La troisième et dernière échographie (autour de la 32e SA)*

Plus rapide, elle consiste à s'assurer de la vitalité du placenta et du flux sanguin. Seront évalués la quantité de liquide amniotique, le bien-être du bébé ainsi que sa position (par exemple, s'il se présente la tête en bas).

Que faire de toutes mes pensées ?

Depuis des siècles, à travers les peuples et les cultures, une idée a été véhiculée : la femme enceinte doit avoir de belles pensées, tout comme son entourage proche. Il était en effet admis que, pour le bien-être du bébé, il fallait entourer la femme enceinte d'ondes positives. C'est encore le cas aujourd'hui de manière prononcée dans certains pays comme l'Inde par exemple. D'un point de vue scientifique, des études ont effectivement montré leur impact sur le bien-être des organismes vivants.

Pour pouvoir adopter une attitude et un état d'esprit positifs, et surtout si ce n'est pas une habitude pour vous, cela demande une certaine discipline. Quelle est la personne qui vous parle le plus souvent ? Qui vous parle tous les jours ? Qui vous influence profondément ? Cette personne, c'est VOUS !

C'est pourquoi je vous propose de faire en sorte de modifier vos paroles pour qu'elles deviennent positives. Par exemple, au lieu de dire : « J'ai mal à la tête », dites plutôt : « Je vais m'allonger pour me détendre et me sentir mieux » ; de la même manière, plutôt que ; « Il pleut ! Ras le bol de ce temps ! », préférez : « Je vais en profiter pour faire une activité créative pour la chambre de mon bébé. » Essayez de ne pas utiliser de négations ou de mots pessimistes.

Petit à petit, vous serez plus en joie, plus satisfaite de votre quotidien parce que vous vous concentrerez sur ce que vous avez et non ce que vous n'avez pas. Pour que l'expérience soit totale, je vous propose de vous couper des informations (journaux, télévision, radio, etc.). Vous n'avez pas besoin d'entendre des horreurs ou d'être conditionnée par la peur. Si vous êtes souvent sur Facebook, supprimez ou cachez les publications qui ne sont pas positives (vous vous apercevrez qu'il y en a beaucoup) et préférez des groupes qui vous proposent des solutions, de bonnes idées, des citations positives, de belles images de voyage, etc.

Des actions pour un ressenti positif

- Je supprime les négations dans mes phrases et dans mes pensées.
- Je propose à mon compagnon/compagne de relever ce challenge « *positive attitude* » avec moi.
- Je décide d'écrire, un peu chaque jour, une liste de choses qui me rendent heureuse.
- Je m'accorde des moments de temps libre, rien que pour moi.
- Je regarde de beaux films et de belles images (photos, peinture, nature...).
- Je trouve de nouveaux groupes inspirants et positifs sur Facebook.

« La plus grande découverte de notre temps est de comprendre et de réaliser que chacun d'entre nous a le pouvoir et le choix de changer sa vie en changeant sa façon de penser. »

William James

Quitter ses croyances limitantes

Nous sommes conditionnées, depuis toutes petites, par notre environnement, notre famille, nos amis, l'école, les médias... À force d'entendre certaines idées de façon récurrente, nous avons fini par les intégrer comme nôtres !

J'aime prendre du recul et « dézoomer » par rapport à mon point de vue. Essayez également de le faire : choisissez une croyance qui vous semble être limitante ou, du moins, qui n'est pas agréable pour vous, par exemple : « L'accouchement est un moment atroce où l'on souffre énormément. » Si cette croyance vous appartient, vous pouvez la garder pour l'exercice, sinon, notez la vôtre dans votre journal de grossesse ou simplement sur un bloc-notes.

Maintenant, nous allons « dézoomer ». Quittez votre statut social, votre vie et vos habitudes. Prenez de la hauteur, comme si vous observiez votre pays assise sur un satellite en orbite autour de la Terre (désolée pour celles qui ont le vertige !). Prenez conscience de toutes les personnes qui le peuplent. En France, nous sommes 67 millions d'habitants ; au Canada et au Maroc, 35 millions ; en Belgique, 11 millions ; en Chine, quasiment 1,4 milliard.

Maintenant, posez-vous les questions suivantes.

- Toutes les femmes partagent-elles cette croyance ?
- Pourrait-il y avoir des croyances différentes sur ce même sujet ?
- Puis-je imaginer que ces femmes ont peut-être fait évoluer leurs croyances au cours de leur vie et de leurs expériences ?
- Quelles ressources auraient-elles pu trouver pour vivre avec cette croyance ou mieux, pour la changer ?

« Dézoomons » encore. Vous observez maintenant notre planète, soit plus de sept milliards d'individus, tout de même ! Avec des cultures différentes, des idées différentes et des langages différents. Bien que nous soyons « tous les mêmes », c'est-à-dire des êtres humains à la recherche de bien-être, de sécurité et d'amour, nous sommes souvent coincés dans des perspectives restrictives, justement dues à un point de vue limité. Cet exercice nous oblige à chercher de la profondeur, nous amène à nous ouvrir. Nos croyances se bornent à « notre monde », mais sont rarement universelles.

Ainsi, si nous prenons le temps de remettre en question nos pensées, nous pouvons changer notre vie en nous allégeant de leur poids au quotidien. Lorsque nous comprenons qu'il existe plusieurs façons de voir les choses au-delà des contraintes mentales que nous avons érigées, alors une nouvelle voie s'offre à nous.

Redessiner sa vie

Notez les croyances qui vous encombrent et génèrent du stress dans votre quotidien. Imaginez-en d'autres qui pourraient vous faciliter la vie, vous apaiser, vous rendre joyeuse. Par exemple : « La naissance est un processus que je suis très heureuse d'expérimenter. J'ai la chance de pouvoir être enceinte et de vivre ce moment fort dans ma vie de femme et de future mère. »

« Nous sommes ce que nous pensons.
Avec nos pensées, nous créons le monde. »
Bouddha

Mémoires de naissance et de vie intra-utérine

Je me souviens précisément des sensations, des émotions éprouvées et des pensées qui m'ont traversée avant même que je ne rencontre celle qui m'a donné la vie.

La conscience est active et vive *in utero* et ce bien plus rapidement que nous ne pourrions l'envisager. Avide d'une communication qui n'est rendue possible que par une volonté délibérée d'adresser et d'insuffler à son bébé une énergie d'amour (par une communion des âmes), seul canal et message qu'il peut percevoir et décrypter, j'ai dû attendre ma venue au monde puis trois mois de couveuse avant de rencontrer celle qui allait devenir ma mère.

Une mère avec qui le premier contact « *eyes to eyes* » et « peau à peau » n'a pu se faire, me laissant très seule et désemparée face au plafond blanc d'une chambre d'hôpital, coincée dans un petit lit, incapable de lever la tête, dans l'impossibilité de m'exprimer et donc d'être entendue. J'étais pourtant parfaitement consciente de mon environnement immédiat dont j'ai gardé le souvenir intact. La solitude dans laquelle j'ai été plongée, et ce malgré les interventions du personnel soignant par l'intermédiaire d'une couveuse qui ne permettait pas de contact physique, est restée gravée dans ma mémoire.

Je passais mes journées alimentée par des fils, sans contact humain, sans visages pour me faire face, tout comme les autres bébés que j'ai, au fil des mois, perçus à mes côtés. Je ne voyais que les bras des soignants, leurs voix étaient réduites, voire étouffées par le plexiglas qui me séparait du monde. Je passais mes journées à me concentrer de toutes mes forces pour lever la tête bien décidée à inter-réagir avec le monde qui m'entourait. Il m'aurait fallu un seul sourire pour être rassurée.

Ma mère alitée ne pouvait pas venir me voir, je l'ignorais évidemment. Je me suis donc sentie totalement abandonnée, non désirée. J'étais une petite âme coincée, « sous cloche », avide d'amour, de contacts tactiles et visuels. Je garde de cette période une résistance psychique à toutes épreuves, mais également une certaine fragilité.

Je ne peux que vous inviter, pendant la grossesse, à « rentrer » en amour avec cette petite âme qui n'attend que cela, à lâcher prise avec l'intellect, pour être pleinement dans l'être et le ressenti, afin d'établir une communication perceptible par votre bébé. Je ne peux que vous exhorter à la plus grande douceur, à accueillir cet être avec tout votre amour en favorisant un premier contact visuel et tactile. L'enfant qui vient au monde est un concentré d'amour illimité. Cette première rencontre est potentiellement la plus belle de sa vie et de la vôtre. Je vous souhaite une magnifique rencontre.

Claire F., *Les Portes en Ré*

MON POTENTIEL

Il n'est pas rare que les futures mamans se découvrent une force qu'elles ne s'imaginaient pas, souvent associée à un sentiment de vulnérabilité : une puissance de vie en même temps qu'une fragilité, une absence de contrôle. Ce moment béni est l'occasion de toucher du doigt notre potentiel de femme.

Comment accepter mon nouveau corps ?

Beaucoup de changements s'opèrent durant ces neuf mois. Nos formes se modifient, nous accueillons de nouvelles rondeurs et percevons de nouvelles sensations. Afin d'accepter au mieux cette métamorphose, je vous propose de partir à la découverte de ce corps qui se transforme. Faites-le en respectant ses limites et observez comment il fonctionne.

Mon corps en mode « chat »

Tous les matins, prenez le temps de vous étirer comme un chat. Il ne s'agit pas de forcer l'idée est, au contraire, de vous faire du bien.

Vous pouvez également masser votre sacrum. Le sacrum et le coccyx constituent les terminaisons de votre colonne vertébrale. Vu de dos, le sacrum ressemble à un triangle.

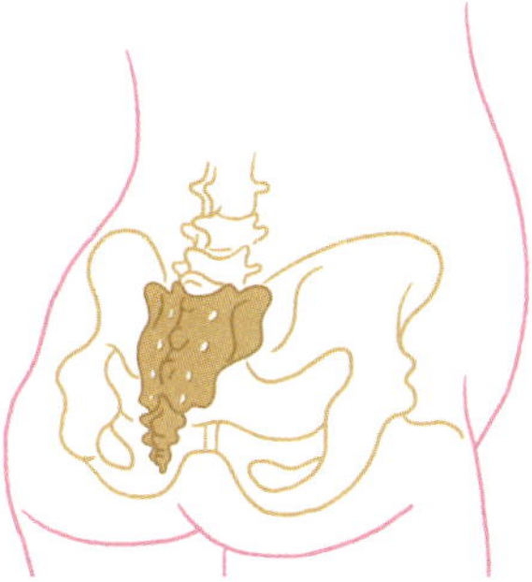

Pour le masser, allongez-vous sur le dos, puis ramenez vos genoux vers vous et vers l'extérieur, afin d'ouvrir vos jambes. Effectuez ensuite un mouvement de balancier, doucement, pour sentir votre bassin se déplacer de gauche à droite et de droite à gauche.

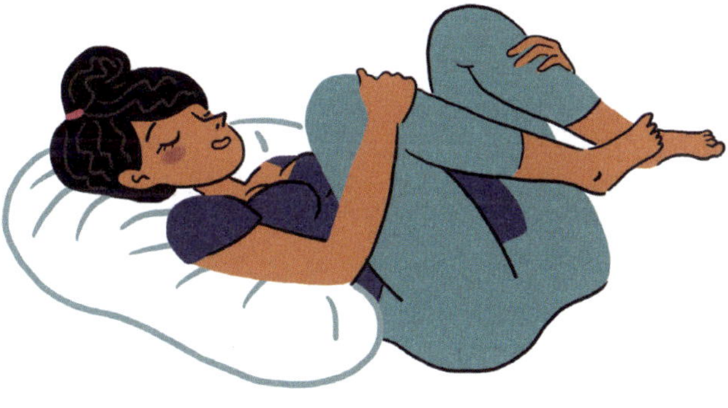

Des exercices physiques doux

Pour vous inspirer, voici quelques exemples d'activités que vous pouvez poursuivre ou démarrer pendant votre grossesse :

- **la marche :** grâce à l'action des muscles de vos jambes, elle favorise un meilleur retour veineux et lymphatique ; vos muscles abdominaux seront également stimulés, pour un meilleur transit intestinal ;

- **la danse spontanée ou la Chakradance :** ces activités vous procureront un bien-être physique, émotionnel et spirituel ; vous vous reconnecterez à votre corps dans la douceur et en musique ;
- **le yoga :** cette pratique est reconnue pour le bien-être qu'elle apporte : une diminution du stress et une conscience du moment présent grâce aux postures réalisées ;
- **la méthode Pilate, spécifique pour les femmes enceintes :** elle est basée sur la respiration pour se tonifier, corriger l'alignement du corps, maîtriser sa posture et coordonner ses mouvements.

Mon *tracker* d'activité

Pour rester motivée, je vous propose un *tracker* d'activité. Il vous permettra d'évaluer votre progression et votre rythme. Vous pouvez le remplir en coloriant chaque journée où vous avez pratiqué au moins dix minutes d'exercice (yoga, marche, étirement, etc.).

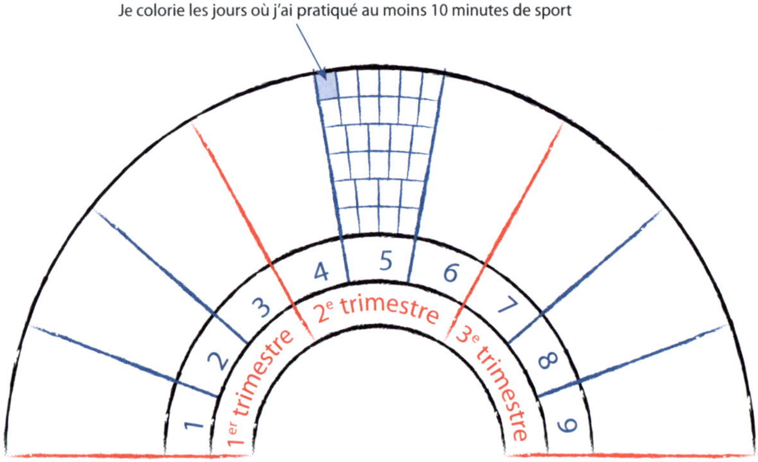

Les bénéfices pour ma grossesse

Lorsque je me mets en mouvement, je diminue mon stress en sécrétant des endorphines. Je m'oxygène mieux, je découvre les capacités de mon nouveau corps ainsi que ses limites, j'aide ma lymphe à circuler, je favorise mon transit, je prends conscience de mon corps. J'ai en moi un petit occupant qui profite aussi du bien-être que me procure une activité sportive douce.

À SAVOIR

Ne forcez pas et préservez votre souffle. Enceinte, nul besoin d'augmenter sa masse musculaire ou de dépasser ses limites, bien au contraire. Pour autant, entretenir son corps, effectuer un peu d'exercice et favoriser la détente musculaire est recommandé.

TÉMOIGNAGE

Carole, 27 ans, 2 enfants

Il était certes important d'organiser la naissance, mais j'ai quand même grandement savouré ma grossesse. Avec mon travail d'enseignante très prenant, la fatigue s'accumulait. Au fil des mois, mon corps réclamait de plus en plus de repos. Je ne suis pas vraiment arrivée à l'écouter, mais j'ai tout de même pu vivre des moments magiques, qui restent ancrés dans ma mémoire comme des étincelles de joie.

Il y en a quelques-uns dont je me souviens particulièrement. D'abord, un massage ayurvédique prénatal effectué par ma doula. J'ai apprécié d'être massée chez moi, par quelqu'un qui me connaissait. Elle a pris le temps de s'installer tranquillement, de me faire choisir l'huile, etc. J'ai enfin pu me poser, respirer calmement, faire le vide en moi et être attentive aux mouvements de mon bébé.

J'ai ainsi pu libérer mes tensions, notamment au niveau des hanches, grâce à un mouvement de rotation de la jambe très étonnant. Je n'en attendais pas tant ! Le massage du ventre était aussi une expérience surprenante.

Entendre la doula parler de la grossesse avec émerveillement et gratitude me permettait de prendre conscience de ce qui se jouait. Ne rien faire, souffler, apprécier l'instant présent… C'est tellement important.

J'ai beaucoup plus de sécrétions vaginales ?

Je suis toujours admirative devant le fonctionnement de notre corps. Celui-ci prévoit tout, avec une minutie extraordinaire. Nous ne sommes pas encore capables de décrypter l'ensemble de ces mécanismes mais nous pouvons affirmer que chaque organe, chaque tissu et chaque cellule jouent un rôle précis. Par ailleurs, nos cellules interagissent entre elles : il existe une véritable « intelligence cellulaire », dont nous ne percevons que des bribes.

Ainsi, sous l'effet de l'imprégnation hormonale et pour d'autres raisons que j'évoquerai par la suite, les sécrétions vaginales augmentent en fin de grossesse. À tel point que certaines femmes se demandent si elles n'ont pas d'écoulements d'urine ou de liquide amniotique. Il n'est d'ailleurs pas rare de recevoir aux urgences des maternités des futures mamans, pensant avoir perdu les eaux.

Produites par des glandes sécrétoires au niveau du col de l'utérus et des parois du vagin, ces sécrétions, plus abondantes durant la grossesse, **permettent de protéger votre bébé :** elles jouent en effet plusieurs rôles dont celui de « nettoyer » le vagin, telle une sorte de douche éliminant au passage les indésirables (bactéries, impuretés…).

Il existe par ailleurs une lubrification vaginale naturelle, variable lors de la grossesse, permise par les glandes de Bartholin, situées de part et d'autre de la vulve car le vagin est une zone humide, qui doit le rester. Elle permet aussi de préserver le pH du vagin pour limiter, entre autres, les risques infectieux.

Plus la date d'accouchement approche, plus le col travaille et peut s'ouvrir quelque peu. Le bouchon muqueux, de couleur brune, peut alors être évacué. Ainsi, ces « douches » vaginales sont les bienvenues pour protéger localement le corps et préserver notre bébé d'éventuels germes qui pourraient le contaminer.

À SAVOIR

Des pertes odorantes, d'aspect ou de couleur changeantes doivent cependant vous amener à consulter votre sage-femme ou votre gynécologue. En fin de grossesse, il est possible, comme expliqué précédemment, que les membranes amniotiques (poche des eaux) se fissurent, mais en cas de doute, il vous sera possible d'effectuer un test afin de déterminer l'origine de ces écoulements.

Pourquoi ai-je de l'énergie alors qu'il y a quelques jours, je me sentais très fatiguée ?

Une fois le premier trimestre passé, les maux de grossesse derrière nous et notre joli ventre rond, nous nous sentons comme portées par une nouvelle énergie.

Mais tout cela ne se résume pas uniquement à ce nouvel équilibre hormonal et physique. Nous sommes constituées de plusieurs « plans » : physique, psychique, énergétique, spirituel... qui interagissent naturellement entre eux et ne peuvent être dissociés.

Lorsque nous sommes enceintes, nous portons la vie et entrons donc en connexion avec les différents plans de notre bébé en devenir. Nous percevons physiquement des sensations, lorsqu'il bouge par exemple, mais pressentons également ce dont il a besoin sur le plan psychique, sous forme d'intuitions, de prémonitions, de rêves, etc. Bien que cela n'ait pas été prouvé scientifiquement, les femmes, tout autour de la planète, verbalisent pour la plupart ce sentiment de « capter son bébé ». De plus, notre bébé, dans la globalité de son être, émet également une fréquence, des vibrations qui lui sont propres, comme une sorte d'empreinte vibratoire, qui nous font ressentir une énergie différente.

Cette dimension énergétique est un concept que nous avons encore du mal à appréhender. Nous ignorons beaucoup à son sujet, pourtant, cet aspect de notre être me semble essentiel. Lorsque nous aurons progressé dans nos connaissances, nous mesurerons alors l'importance et l'impact qu'il peut avoir dans nos vies.

Lors de la grossesse, il nous arrive de nous sentir dépasser par une énergie nouvelle. Elle peut être porteuse, créatrice et nous permettre de nous révéler à nous-mêmes, de prendre contact avec l'essentiel et de percevoir plus clairement certaines étapes de notre vie. Il est également tout à fait possible que nous envisagions une décision importante telle qu'une reconversion professionnelle. Pourquoi ? Parce que nous avons découvert d'autres perspectives. Parce que nous nous sommes branchées sur une autre fréquence. Parce que le fait de vivre pleinement notre potentiel de mère nous conduit vers une expérience intime et forte.

Je ressens l'envie de créer et de partager. Est-ce le cas de toutes les femmes enceintes ?

Comme expliqué précédemment, nous vivons durant la grossesse une expérience incroyable où notre énergie, notre fréquence et celle de notre bébé potentialisent notre créativité. Par ailleurs, nous sommes, par essence, des êtres humains ayant pour vocation de vivre ensemble et donc de « co-créer ».

Que signifie la co-création, exactement ? Ce mot, très subjectif, porte en lui plusieurs réalités dépendant de la personne qui la vit, à un instant T.

À mon sens, la co-création représente un élan vers le vivre ensemble, le faire ensemble, tout en préservant l'identité de chacun et son propre chemin. Co-créer ne veut donc pas forcément dire « faire comme » pour aller dans la même direction, mais plutôt emprunter sa propre voie pour avancer vers un but commun.

Dès lors, la sensibilité de la femme enceinte, le fait même de porter la vie pendant neuf mois ou presque, l'appelle à co-créer. Elle aspire en effet à trouver sa voie pour tendre vers un objectif commun : participer à la survie de l'espèce, à la transmission, à l'évolution.

Bien sûr, toutes les femmes enceintes ne ressentent pas avec intensité ce besoin, mais en lui laissant de la place, il peut se révéler à nous comme une évidence.

DE VOUS À MOI

Laissez votre créativité s'exprimer ; lancez-vous spontanément vers une activité qui vous le permette. Vous serez probablement surprise !

La femme enceinte est bien souvent cataloguée comme agissant un peu au « ralenti ». N'avez-vous pas déjà entendu cette fameuse expression du « neurone unique de la femme enceinte » ?

Je crois surtout que la grossesse décuple nos facultés d'adaptation, notre plasticité cérébrale. Nos nouvelles capacités énergétiques nous conduisent par ailleurs à opérer des changements très profonds, qui peuvent nous permettre de réaliser de nouvelles choses. Peinture ? Musique ? Écriture intuitive ? Méditation ? Vous pouvez, par ces biais, explorer des facettes de votre personnalité encore méconnues.

Fermez les yeux quelques instants et formulez l'intention d'être guidée pour trouver l'outil qui vous permettra d'exprimer votre potentiel.

TÉMOIGNAGE

Thuy, 33 ans

Je suis maman d'un petit garçon de quatre ans et d'une petite fille de deux mois. J'ai vécu ma dernière grossesse comme un véritable moment d'épanouissement que je désire partager. J'espère que cela inspirera des femmes qui souhaitent apprécier cette période de leur vie comme un moment de grâce.

J'ai tout d'abord passé beaucoup de temps à me documenter sur la grossesse et particulièrement sur la grossesse au naturel, puisque cela fait partie de ma philosophie de vie. Comme je n'ai pas de famille dans ma région, j'ai fait le choix de faire appel à une doula, qui m'a beaucoup aidée tant par ses conseils que par sa bienveillance envers mon bébé et moi-même. Cette doula m'a amenée à prendre contact avec une spécialiste des fleurs de Bach. J'ai également travaillé sur mes peurs avec une sage-femme libérale ayant une approche alternative. Grâce à ma doula, j'ai par ailleurs pu vivre une journée spéciale : mon blessing way. *Un moment privilégié avec mes amies, pour célébrer ma grossesse et la venue de mon bébé. J'en garde un superbe moule de mon ventre ainsi qu'un magnifique collier, constitué de perles que chacune avait amenées. Je l'ai porté avec joie jusqu'à l'arrivée de ma fille.*

J'ai eu la chance de vivre une merveilleuse grossesse grâce au soutien très fort de mes amies : j'ai pu immortaliser ces instants dans un champ de coquelicots, puis sur la plage, alors que je n'aurais pas eu les moyens de m'offrir les services d'un photographe professionnel.

D'autres proches m'ont fait l'immense joie de m'aider à construire un berceau en forme de lune, avec des matériaux naturels, qui respectaient la santé de mon bébé.

Ce fut également une très belle grossesse car j'ai pu la partager avec mon fils aîné de quatre ans. Je lui ai expliqué jour après jour ce qui se passait dans mon ventre, comment je me sentais, et il a toujours été très réceptif et curieux. Aujourd'hui, il est un grand frère doux et attentionné.

J'ai su prendre soin de moi en m'alimentant sainement, ce qui m'a permis de garder la forme et de transmettre de bons nutriments à mon bébé. J'ai également profité de quinze séances de massages chez le kinésithérapeute, ce qui m'a vraiment fait du bien. Une détente totale !

Je souhaite à chaque femme qui désire enfanter de vivre ces moments enchanteurs et privilégiés. Même si la naissance ne s'est pas déroulée comme je l'avais imaginée, j'ai malgré tout très bien vécu ma césarienne, emplie d'amour et de belles énergies. Je suis restée sereine et j'ai pu transmettre cette qualité à ma fille, qui est aujourd'hui un bébé dont le calme est impressionnant, de jour comme de nuit.

Je ressens des contractions, est-ce normal ?

Il existe deux types de contractions, qui n'auront pas les mêmes conséquences sur la grossesse.

Les contractions de Braxton Hicks

Beaucoup de femmes enceintes perçoivent de nouvelles sensations au niveau de leur utérus, parfois dès le deuxième trimestre de la grossesse et, le plus souvent, lors du troisième :

- un ventre plus dur ;
- une sensation de pression au niveau du ventre ;
- un inconfort abdominal.

Ces contractions sont normales. Irrégulières, elles ne sont pas très intenses ni douloureuses (seulement inconfortables) et ne durent pas. En général, le fait de prendre un bain ou de s'allonger pour se détendre les font disparaître.

Ces contractions sont-elles normales durant la grossesse ?

L'utérus est un muscle puissant. En dehors d'une grossesse, il est de petite taille (de l'ordre de 7 cm pour 50 g). Au terme de la grossesse, il va mesurer 33 cm, et peut contenir un placenta d'environ 700 g (très variable suivant le poids du bébé) et un être d'environ 3 300 g (poids moyen à la naissance) : un véritable exploit ! Mesdames, Arnold Schwarzenegger peut aller gentiment se rhabiller !

S'il prend autant d'ampleur et de puissance, c'est parce que les cellules musculaires qui le composent se multiplient rapidement. Lorsque l'une d'entre elles voit le jour, elle se demande – tout comme nous –, quelle est sa mission. Ainsi, elle s'exerce, commence à se contracter, à se relâcher, etc. Il n'est donc pas rare qu'il existe une corrélation entre des épisodes de contractions et une soudaine prise de volume de ce joli ventre arrondi.

Mais la croissance de l'utérus n'est pas la seule cause des contractions lors de la grossesse. En voici d'autres.

- « J'en fais trop, je suis fatiguée, j'ai beaucoup porté aujourd'hui. » Votre utérus vous envoie alors un signal, d'abord doux, puis plus fort si vous ne vous reposez pas ou si vous ne ralentissez pas la cadence.
- « Je suis stressée, rien ne va. » La vie n'est pas linéaire, elle nous bouscule souvent et nos émotions peuvent être difficiles à gérer et à contrôler. Le corps réagit alors intégralement, y compris l'utérus, ce qui provoque des tensions musculaires et nerveuses.
- Un utérus peut être naturellement très contractile. Lorsque c'est le cas, il peut se contracter rapidement lorsqu'on le touche, lorsque le bébé bouge ou que la maman s'agite un peu trop ou reste trop longtemps debout. Cela peut également être lié à des peurs ou des impressions passées (souvent inconscientes, parfois verbalisées).

Les contractions de travail

Nous parlons là des contractions qui vont modifier le col de l'utérus et permettre la naissance du bébé. Nous sommes donc au jour J, indéniablement !

Ces contractions, d'abord irrégulières, vont perdurer pour finir par se régulariser. Si, au départ, leur intensité et leur durée sont variables, elles s'intensifient fortement au fur et à mesure du travail. Elles durent alors environ une minute et sont espacées de deux à trois minutes (variable suivant l'étape du travail).

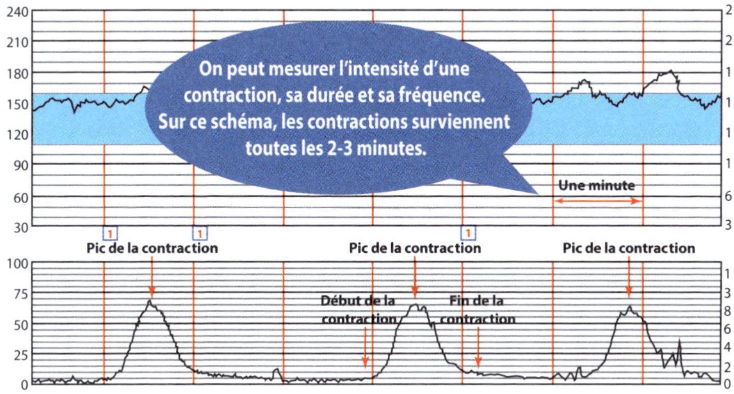

À SAVOIR

MAP est l'acronyme de Menace d'Accouchement Prématuré. Un accouchement prématuré a lieu entre 25 et 37 semaines d'aménorrhée (SA) révolues. Dans certains ouvrages scientifiques, on s'accorde à parler d'accouchement prématuré à partir de 23 SA ou d'une estimation de poids fœtal à 500 g.

Je ne sais pas quelle préparation à la naissance choisir ?

Il existe aujourd'hui de nombreux outils merveilleux pour accompagner la grossesse et la naissance. Beaucoup de méthodes s'avèrent très efficaces pour vivre au mieux cette période, mais pourront également nous être utiles par la suite en « boostant » notre bien-être intérieur.

Qu'il s'agisse de la méditation, de la cohérence cardiaque, de l'hypnose, du Watsu, de l'acupression ou encore du chant, la grossesse invite à découvrir de nouvelles potentialités. Je m'émerveille de voir une femme s'ouvrir à elle-même dans ces moments-là. J'invite toutes les femmes à cheminer en ce sens, car elles s'offriront ainsi un cadeau précieux.

La PNP, préparation à la naissance et à la parentalité, devrait s'appeler « préparation à la naissance, à la parentalité et au bien-être ». La grossesse passe vite mais n'en demeure pas moins une aventure incroyable, qui peut parfois s'avérer un peu déstabilisante (insécurité, perte de confiance...). Il est donc bon d'être accompagnée, avec douceur et empathie, et de recevoir des informations justes, qui nous semblent pertinentes et adaptées. Chaque femme est unique, dans ce qu'elle est comme dans ce qu'elle vit.

Quand commencer mes séances de préparation ?

Dès l'annonce de la grossesse, vous pouvez contacter une sage-femme qui vous suivra tout au long de cette période. Dans le cadre de préparation à l'accouchement, vous avez droit à 8 séances, la toute première séance a lieu au cours du 4e mois ; elle est appelée « l'entretien du 4e mois ».

Vous pouvez cependant revoir votre sage-femme lors de « consultations » hors de ces séances, pour échanger avec elle, lui poser vos éventuelles questions, lui demander des remèdes (naturels ou non) pour soulager vos maux de grossesse, lui exprimer vos joies ou vos craintes, etc. Ces consultations seront probablement moins longues que les séances de préparation suivantes mais vous y avez le droit également.

Comme je le disais plus haut, cet accompagnement permet de vivre au mieux la grossesse, l'accouchement et, plus tard, la vie de jeunes parents, donc profitez-en !

Au-delà des idées reçues

Je me souviens d'un appel téléphonique que j'ai reçu d'une jeune femme : « Aurélie ! Je suis enceinte ! Je viens de faire le test et j'ai deux barres ! » Quel bonheur pour elle comme pour moi de partager ce moment précieux. Nous nous sommes donné rendez-vous quasiment le lendemain au cabinet et avons pu échanger autour de la grossesse et de son ressenti. Se sentir accompagnée humainement demeure tout aussi important que le fait de l'être d'un point de vue médical.

Il est vrai que cette phrase enfonce une porte ouverte, mais il est bon de la répéter : « La grossesse n'est pas une maladie. » Il arrive que l'on diagnostique une pathologie au cours de la grossesse, qui demandera un suivi particulier, mais dans la grande majorité des cas, il n'y a aucun problème et un déséquilibre peut n'être que transitoire.

Une sage-femme que j'aime tout particulièrement disait : « La sage-femme est la gardienne de l'eutocie », signifiant qu'elle est capable d'anticiper et de désamorcer une situation qui pourrait devenir pathologique (dans la mesure du possible). Comment ? Plus la sage-femme vous connaît, plus la relation de confiance est instaurée et mieux elle pourra vous accompagner, déceler, comprendre et mettre en application toutes ses connaissances pour votre bien-être et celui de votre bébé. On parle alors de prévention mais aussi d'accompagnement global. La sage-femme est une vraie personne « ressource ».

Des séances personnalisées

Je vous propose de planifier vos huit séances de préparation à la naissance (remboursées à 100 % par la Sécurité sociale) avec votre sage-femme libérale ou hospitalière, suivant votre choix.

Le contenu des séances évolue au fil du temps, du fait de l'évolution des connaissances elles-mêmes. Ainsi, si vous avez déjà bénéficié d'une préparation à la naissance lors d'une précédente grossesse, vous découvrirez tout de même de nouvelles approches. De plus, les séances sont également relativement différentes d'une sage-femme à l'autre et varient selon votre projet.

Par exemple, selon que vous décidiez d'accoucher à domicile, dans une structure hospitalière ou dans une maison de naissance, l'accompagnement et les informations que l'on vous délivrera ne seront pas les mêmes. De la même manière, la grossesse, l'accouchement et le post-partum ne seront pas abordés de la même façon selon qu'il s'agisse de votre premier enfant ou non.

Il existe donc une multitude de possibilités ; à vous de trouver une sage-femme proche de chez vous qui vous convienne. Certaines zones géographiques sont plus riches en sages-femmes que d'autres. Vous pouvez, dans un premier temps, effectuer des recherches sur Internet pour lister celles qui vous sont accessibles ; il vous suffira ensuite de les appeler pour savoir ce qu'elles proposent.

Vous trouverez ci-dessous une liste de préparations : vous pouvez déjà sélectionner celles qui vous intéressent, en complément de celle dite « de psychoprophylaxie obstétricale », que l'on nomme plus couramment « préparation classique ».

- L'haptonomie, pour communiquer en couple avec le bébé et créer un lien affectif *in utero* grâce au toucher.
- Le chant prénatal, pour découvrir les bienfaits des sons (souvent en groupes) et les utiliser le jour J pour canaliser son souffle et notamment gérer la douleur.
- Le Watsu, pour être bercée, se relaxer et bénéficier d'étirements et d'acupressure dans l'eau (seule avec un professionnel).
- La sophrologie, pour apprendre à se recentrer et harmoniser un état d'être en ayant recours à la visualisation positive.
- Le yoga prénatal, pour équilibrer le corps et l'esprit ; utilisant des postures, cette préparation fait aussi travailler le souffle.
- L'hypnose prénatale, pour appréhender différemment la grossesse et la naissance.
- L'eutonie, une pratique de conscience corporelle.
- L'acupuncture, pour répondre à différents besoins, dans un souci d'équilibre et de circulation des énergies.

- La méthode Bonapace, qui permet d'associer plusieurs techniques comme les massages ou les postures (en présence du papa).
- La préparation aquatique, dont les maîtres mots sont relaxation, souffle et posture (en groupe).

Laissez-vous tenter par ce que vous ne connaissez pas, c'est l'occasion de découvrir. De la même manière, ne restez pas dépendantes de vos croyances. Renseignez-vous sur les différents lieux d'accouchement, que ce soit dans en structure hospitalière ou à la maison. L'idée étant de s'orienter vers celui qui sera le plus juste pour vous. Faire un choix éclairé nécessite d'abord de connaître les possibilités qui s'offrent à nous. Nous sommes conditionnées pour accoucher d'une certaine manière, alors que, bien souvent, nous aspirons à autre chose.

Laissez-vous surprendre :

- lisez des livres sur le sujet ;
- regardez des films et des documentaires ;
- surfez sur Internet (forums, groupes Facebook, applications mobiles, blogs, YouTube…) ;
- rencontrez différents professionnels pour vous accompagner : naturopathe, ostéopathe, doula ou accompagnante périnatale.

Notez ce qui vous plaît sur les différents modes d'accouchement : même si vous ne souhaitez pas donner naissance de « cette façon », certains aspects pourront vont plaire.

« Si vous êtes toujours en train d'essayer d'être normal, vous ne saurez jamais à quel point vous pouvez être exceptionnel. »

Maya Angelou

TÉMOIGNAGE

Fouzia, 30 ans

J'attendais mon deuxième enfant. Cette fois, j'avais fermement décidé de me préparer à accoucher naturellement pour pouvoir revivre pleinement et plus sereinement cette incroyable expérience de la vie. Je m'étais inscrite à un cours de sophrologie pour apprendre à mieux maîtriser mes émotions et ne pas céder à la panique le moment venu. Les techniques de respiration et de relaxation m'apaisent.

J'ai acheté votre livre Accoucher sans péridurale, *que j'ai dévoré en une soirée. Cela a achevé de me convaincre et m'a donné du courage pour aller au bout de mon projet. Je voulais surtout ressentir chaque instant, accompagner mon enfant dans sa venue au monde et éviter les désagréments d'une médicalisation trop importante.*

En juin dernier, j'ai donc accouché sans péridurale de mon petit dernier. Un beau bébé de 4,120 kg ! Le travail a duré environ cinq heures, comme pour mon premier enfant. Grâce à ma préparation, j'ai très bien vécu ce moment et réussi à maîtriser ma douleur. Seule la dernière demi-heure a été réellement difficile, mais la volonté de me surpasser et la présence du papa m'ont beaucoup aidée à faire le reste du chemin.

Je n'ai eu aucune complication, pas même une déchirure, et les suites de couches ont été très faciles.

Je souhaite réellement à chaque femme qui le souhaite de pouvoir vivre ce moment tel qu'il m'a été donné de le faire.

Je suis essoufflée ?

Respirer est un acte spontané : nous respirons malgré nous. Pendant la grossesse, nous avons besoin, plus que jamais, de « bien » respirer, car notre corps va devoir fournir des efforts considérables pour s'adapter.

La plupart des femmes respirent en gonflant la cage thoracique, beaucoup moins le ventre. La respiration la plus physiologique est pourtant celle qui sollicite à la fois le thorax et l'abdomen. Si vous observez un bébé, vous remarquerez que c'est de cette manière qu'il respire. Sans forcer, le plus naturellement possible, en amenant l'air comme s'il descendait dans le ventre, dans le bassin.

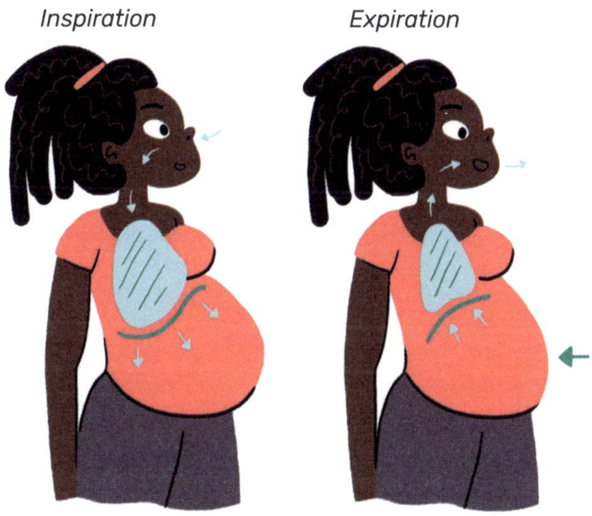

Le mouvement de la vie

Je vous propose de vous exercer à respirer avec le thorax et l'abdomen, et de prendre conscience que tout votre corps suit ce mouvement de vie.

Pour commencer, allongez-vous dans un endroit calme et confortable, les jambes surélevées avec des coussins et percevez comment vous vous sentez dans votre corps : faites attention, aux éventuelles tensions et à votre état d'esprit.

Fermez ensuite les yeux et observez votre respiration. À l'inspiration, puis à l'expiration. Sentez tous les os de votre squelette et tous les muscles qui participent à ce mouvement. Maintenant, visualisez une colonne d'air qui part de vos narines et longe votre colonne vertébrale, jusqu'au niveau du bas-ventre. Dans cette colonne, faites glisser votre souffle. Prenez au moins cinq minutes pour réaliser cet exercice : sans forcer, le souffle descend à l'inspiration, et remonte à l'expiration. Comme une vague, paisible, il vous apporte, à vous et à votre bébé, tout l'oxygène dont vous avez besoin. Vos muscles en profitent pour se détendre.

Votre corps se régénère.
Il reprend de l'énergie.
L'énergie circule.

« Une bouffée d'air », « un bol d'air », « le souffle de la vie » : autant d'expressions pour prendre conscience de l'importance d'une respiration consciente, calme et vous permettant de vous reconnecter avec le moment présent.

D'un petit studio à un loft

Le fait de respirer convenablement permet une meilleure oxygénation pour vous et votre bébé et mais également de détendre les tissus et d'évacuer les tensions physiques et mentales. Et lorsque votre corps se détend, votre utérus en fait autant. Ainsi, votre petit trésor a davantage place, il se retrouve dans un espace plus grand et plus confortable.

Comment inclure mon partenaire durant la grossesse ?

Dès le début de la grossesse, il est possible pour le papa/partenaire d'être acteur, de tisser un lien avec le bébé, de vous accompagner. Cela dit, la première chose à éclaircir, à mon sens, est de prendre conscience de la place que vous allez lui accorder et de celle qu'il souhaite occuper.

Des perceptions différentes

Côté maman

Certaines femmes sont plus réticentes que d'autres à laisser leur partenaire s'approcher de leur ventre rond, de leur bébé en devenir. D'autres ne savent tout simplement pas comment l'inviter à prendre sa place, d'autres encore courent après le temps et n'arrivent déjà pas à profiter elle-même de leur grossesse. Il existe une multitude de scénarios, et donc d'histoires de vie, qui peuvent ébrécher cette bulle entre le bébé et ses parents.

Qu'il s'agisse de mécanismes de défense, de surcharge mentale, de croyances limitantes, de peurs ou de tout autre chose, il n'est pas toujours simple de trouver sa place, pour soi – comme son partenaire.

Côté papa/partenaire

Beaucoup d'hommes peuvent se sentir exclus de la grossesse ou simplement penser qu'ils n'ont pas de place à prendre dans cette période de la vie de leur enfant. Voici ce que m'ont dit certains papas : « Je ne le vois pas », « Je ne le sens pas de "l'intérieur" », « J'ai du mal à réaliser ce qu'il se passe réellement. »

Rassurez-vous, il existe aussi plusieurs façons pour le partenaire de vivre cette grossesse pleinement. Voici quelques pistes pour vous sentir tous les trois acteurs et créer votre propre mode de communication.

Créez vos propres codes

Vous n'avez pas besoin que quelqu'un vous dicte comment faire. Vous pouvez vous enrichir en obtenant des informations – de sources différentes, si possible grâce auxquelles vous mettrez en place la relation que vous avez envie de vivre. N'hésitez pas à « mixer » les différents exemples que je cite ci-dessous afin de créer une méthode qui vous ressemble et vous l'approprier.

Tout commence par un premier pas

Prenez quelques minutes tous les jours, en vous fixant une heure et restez tous les trois dans une pièce, au calme. Vous pouvez vous asseoir l'un en face de l'autre, vous regarder dans les yeux, vous prendre les mains, ou encore fermer les yeux et poser vos mains autour du bébé, lové dans le ventre. Prenez simplement le temps, d'accueillir ce moment et de le rendre immortel dans votre cœur.

De l'âme aux mots

Certaines choses n'ont pas besoin d'être dites, parce qu'elles sont des évidences. Pourtant, il est bon de se rappeler que les mots, la parole, ne sont pas qu'une succession de sons. Notre voix est porteuse de sens et véhicule une énergie particulière. Vous pouvez très bien comprendre au téléphone qu'une personne est triste ou joyeuse, même si elle vous parle dans une langue étrangère.

Au-delà, votre corps, votre esprit et votre cœur, vont percevoir ce que vous n'entendez pas, ou ne voyez pas. Votre bébé, lui aussi, va percevoir tout cela, peu importe l'âge de la grossesse. Ne craignez pas qu'il ne vous comprenne pas.

Se réajuster

Votre compagnon/compagne et vous aurez besoin de vous réajuster, de vous adapter au fur et à mesure de la grossesse, mais aussi tout au long de votre vie de parent. Quoi qu'il arrive, vous serez toujours le parent de votre enfant. Trouver sa place demande du temps et une belle qualité d'écoute de soi-même (reconnaître ses besoins, ses limites) et de l'autre.

En exprimant vos besoins, vos envies, vos difficultés, vous permettez à l'autre de se réajuster par rapport à vous. Nous pensons souvent à tort que notre partenaire doit être capable de nous apporter ce dont nous avons besoin et de savoir réagir à telle ou telle situation, parce que cela nous semble une évidence. Mais pourquoi cela le serait-il ? Nous ne sommes pas des clones : nous n'avons pas eu les mêmes parents, nous n'avons pas le même tempérament, le même sexe, les mêmes facultés, le même vécu, etc.

En somme, attendre de l'autre qu'il réagisse comme nous l'aurions fait revient à se risquer à vivre une désillusion. La meilleure façon d'être de bons compagnons l'un pour l'autre est certainement de privilégier une communication respectueuse du vécu de chacun. Lorsque les mots sont posés, vous pourrez proposer des solutions, des suggestions et imaginer d'autres perspectives.

Effectuer des séances en couple

Certains couples ne se sentent pas à l'aise pour poser leurs questions lors des séances de préparation à la naissance et à la parentalité (PNP). Et pour cause, cela n'est pas toujours évident de s'exprimer lorsque tous les yeux sont braqués sur vous, d'autant plus s'il s'agit d'une question intime. Une question en entraînant une autre, nous craignons d'accaparer la séance sans que les autres parents puissent eux aussi interroger la sage-femme.

Vous pouvez donc prendre le temps de choisir une sage-femme libérale qui propose des séances individuelles. Ainsi, vous vous sentirez à l'aise, au fil des minutes passées avec elle, dans une atmosphère plus « cocooning ». Une relation de confiance s'installera et la prise de parole deviendra fluide.

Choisir son entourage

Osez rencontrer de nouvelles personnes passionnées par la périnatalité : de futurs ou jeunes parents, des doulas, ou encore des associations qui désirent apporter aux familles des espaces d'accueil et des moments de partage. Votre partenaire, quant à lui, vous apportera ce qu'il pourra. Si vous ressentez des manques ou une sensation de frustration, vous pouvez aussi trouver des réponses en élargissant votre cercle social.

TÉMOIGNAGE : « Une grossesse qui me ressemble »

Carole, 27 ans, 2 enfants

Si j'avais forcé mon mari à ressembler aux papas décrits dans les magazines, nous nous serions disputés tous les jours. À quoi bon quand d'autres personnes, passionnées par la grossesse, ne demandaient qu'à m'accompagner ?

Vers la fin de ma grossesse, j'ai vécu une cérémonie au cours de laquelle mon bébé a été béni dans mon ventre.
Je ne savais même pas que cela existait : j'ai répondu à une annonce et j'ai pu vivre un parcours jalonné de lectures, d'échanges et de rencontres d'une grande richesse.

Oser parler de ma foi en lien avec la maternité et partager cela avec d'autres futures mamans a été précieux.
En définitive, cette période a été émaillée de petits bonheurs et d'expériences inédites que j'ai pris le temps de solliciter pour que ma grossesse me ressemble.

Comment garder une attitude positive au-delà des obstacles de la vie ?

La vie est simple, facile et rose bonbon ? Maintenant que vous êtes enceinte, vous ne la voyez plus qu'avec des lunettes aux verres bleu azur et n'arrêtez pas de sourire ? Hum… Si vous y parvenez durant neuf mois plein, alors chapeau ! Dans le cas contraire, vous êtes en train de vivre ce que vit la majorité de la planète. Il n'existe pas de recettes miracles, ou du moins, je n'en connais pas. Néanmoins, nous avons la capacité d'accepter (ou non), de faire preuve de résilience et de rebondir. Il est également important d'éprouver et de cultiver notre gratitude, pour ne pas perdre de vue l'essentiel.

Le sentiment de gratitude est l'une des facettes du bonheur. Il nous emplit de joie de vivre. Pour avancer, pour que notre quotidien s'améliore de jour en jour, afin de vivre dans l'abondance et l'amour, il est fondamental de réaliser que nous avons déjà beaucoup : la santé, un enfant, un conjoint, un toit au-dessus de notre tête… Il existe des milliers de raisons d'éprouver de la gratitude : la capacité de nous connecter avec notre cœur, de sentir le pouvoir de la vie dans chacune de nos cellules, de percevoir la beauté de la nature, d'être en joie lorsque le soleil nous réchauffe, ou encore de nous sentir fières d'apporter de l'attention à une personne qui en a besoin.

Il est important de construire votre quotidien sur des bases positives. Si vous vous levez le matin, que vous ruminez, et pensez à des choses négatives ou à des tâches qui vous semblent fastidieuses, vous passerez probablement une journée difficile. À l'inverse, si vos pensées émettent des ondes positives, vous serez disposée à sourire à la vie. Et la magie de la vie, c'est qu'elle vous sourit aussi.

Exercice

Je vous propose de noter dans votre journal de grossesse, au cours de votre journée ou dès le lever, cinq choses pour lesquelles vous sentez un profond sentiment de gratitude. Vous pouvez garder ce rituel, bien entendu, tout au long de votre grossesse : « Aujourd'hui, je ressens de la gratitude car... »

Vous allez petit à petit vous habituer à voir le positif et ainsi vous offrir un beau cadeau, à vous comme à votre bébé. Il a besoin d'une maman qui lui fasse aimer la vie, qui soit heureuse et qui lui transmette ce merveilleux sentiment de plénitude.

Si vous étiez à la place de votre bébé, quelles seraient les cinq choses pour lesquelles vous éprouveriez de la gratitude ? Par exemple : je suis un bébé aimé, je suis heureux lorsque ma maman me parle...

« La gratitude est la plus belle fleur qui jaillit de l'âme. »

Sénèque

PETIT PLUS : la réalisation de ma « joyeuse boîte »

Ma « joyeuse boîte », c'est une boîte ou un bocal que vous utiliserez quotidiennement en glissant à l'intérieur des papiers sur lesquels vous inscrirez vos moments de bonheur et de joie. Votre joyeuse boîte peut être personnelle ou familiale. Ainsi, tout le monde pourra puiser dedans de temps en temps si besoin. La lecture de ces petits mots et de ces phrases empreintes d'amour sera un merveilleux outil pour se ressourcer et retrouver le sourire.

PARTIE 3

AVANT LE GRAND JOUR

L'IMPATIENCE POSITIVE

Durant le dernier trimestre de la grossesse et jusqu'à la date du terme, nous oscillons entre nostalgie et impatience. Une page va se tourner, pour une nouvelle aventure.

Je suis impatiente à la fin de ma grossesse ?

C'est tout à fait naturel et, en réalité, c'est même très positif. Imaginez que vous ayez envie de rester enceinte toute votre vie !

L'engouement de la naissance

Cette impatience – et le fait de vouloir retrouver votre corps tel qu'il était auparavant – est une étape importante en fin de grossesse. Elle vous permet d'envisager la naissance avec beaucoup plus d'engouement. Enfin, le « grand jour » va bientôt arriver, celui dont vous parlez depuis presque neuf mois, celui qui vous permettra de rencontrer votre bébé, de vivre quelque chose d'intense et d'incroyable. Vous avez envie de voir ce petit trésor tant attendu, de le prendre dans vos bras, de sentir son odeur, d'entendre sa voix et de découvrir sa bouille. Ce moment de la rencontre devient impérieux.

Certaines femmes sont aussi impatientes d'expérimenter l'accouchement et trépignent d'avoir leurs premières contractions, mais ce n'est pas le cas de toutes : il peut être également parfois un moment redouté.

Le dernier mois, à partir de la 37e semaine d'aménorrhée (SA), peut être vécu comme un moment un peu compliqué à gérer : insomnies, difficultés à trouver une position confortable une fois allongée, épisodes de contractions, etc. En plus de tout cela, les pics hormonaux commencent à entrecouper nos nuits de façon assez régulière, très certainement pour nous préparer aux futurs réveils du bébé.

Et vous, comment vous sentez-vous à quelques semaines, peut-être même à quelques jours de votre accouchement ? Quelles sont pour vous les gênes les plus présentes en cette fin de grossesse, s'il y en a ?

Transformez votre dernier mois de grossesse

Et si vous changiez de perspective ? Et si votre impatience durant ce neuvième mois de grossesse se transformait d'une manière positive ?

Vous vivez peut-être ces dernières semaines comme une période un peu mystérieuse, puisque votre bébé peut arriver à n'importe quel moment (nous sortons du seuil de prématurité à partir de la 37e semaine d'aménorrhée). Vos nuits sont souvent entrecoupées, alors pourquoi ne pas en profiter ?

Au lieu de vous retourner dix fois d'un côté puis de l'autre, sortez du lit ! Allez dans votre salon, dansez sur de la musique, écoutez un CD de relaxation, écrivez sur votre journal de grossesse, ou faites quelques exercices de respiration et de détente musculaire, avec des postures de yoga, par exemple.

Transformez cet inconfort en de précieux moments pour vous. Comme un rendez-vous avec vous-même, avec votre bébé, juste avant la naissance. Sentez-le à l'intérieur de vous, lové contre votre cœur, bercé par les mouvements de votre bassin et de votre respiration. Ces moments uniques sont amenés à se terminer. La grossesse est déjà quasiment derrière vous. Profitez donc d'un petit moment suspendu avant la nouvelle grande étape qui s'annonce.

Faites-en l'expérience dès le premier soir où vous avez du mal à vous endormir ou au cours d'une série de contractions. Fermez les yeux, ressentez, percevez ; imaginez le jour où vous « ferez corps » avec les contractions de la naissance.

Sentez cette énergie, toute nouvelle,
de la fin de la grossesse.

Toutes les étapes de notre grossesse nous permettent de l'incarner pleinement, ainsi que notre « devenir mère ». Ce merveilleux jour où la vie nous traverse, dans toute sa puissance, dans toute sa beauté, nous renaissons nous aussi, en même temps que notre bébé.

TÉMOIGNAGE : une lettre pour ma fille à naître

Mathilde, 28 ans

Trois mois avant la naissance de ma fille, je lui ai écrit une lettre : pour qu'elle et nous, ses parents, n'oubliions jamais son histoire avant sa naissance. Il s'agit de quelques mots sur l'histoire d'amour qui me lie à son père, ces petites choses qui nous caractérisent et qui la caractériseront peut-être aussi, et enfin quelques mots sur le choix de son prénom. J'y ai ajouté une liste de souhaits pour son existence, comme celui de ne jamais manquer de courage et de détermination ou de profiter des petits bonheurs que nous offre la vie.

Écrire cette lettre pendant ma grossesse m'a fait un bien fou. Je dirais qu'il y a eu un avant et un après sa rédaction. Cela m'a permis de me poser et de réfléchir aux valeurs que je souhaitais transmettre à mon enfant. J'ai ainsi pu me projeter au-delà de l'accouchement, qui me faisait peur, et des premiers mois qui suivraient. Je n'allais, en effet, pas seulement mettre au monde un bébé, mais également une femme en devenir. C'est à elle que je souhaitais m'adresser, afin qu'à chaque moment de sa vie, elle puisse revenir à ces mots et y trouver une confiance en elle et une envie de réaliser ses rêves, avec la certitude que nous la soutiendrons.

Lorsque j'ai lu cette lettre à son père, nous étions tous les deux très émus : tout cela devenait si réel ! Et maintenant, en attendant qu'elle puisse la lire à son tour, je la garde bien au chaud dans sa boîte à souvenirs.

J'aimerais me sentir mieux chez moi avant d'accueillir mon bébé ?

L'environnement dans lequel nous vivons peut engendrer un état d'esprit serein ou tendu. Alors, faites le point : comment vous sentez-vous chez vous ? Je vous propose de penser aux améliorations que vous pourriez mettre en œuvre afin que votre grossesse se déroule dans un cocon douillet, où vous accueillerez ensuite votre bébé.

Étape par étape

Posez-vous d'abord quelques questions pour y voir plus clair : y a-t-il des espaces qui auraient besoin d'être vidés, rangés ? Certains objets m'encombrent-ils ? Lesquels ? Me sont-ils encore utiles ? Débarrassez-vous de tout ce qui ne vous sert plus (don ou vente). Faites de la place et aérez votre domicile.

Vous pouvez ensuite enrichir votre lieu de vie avec des plantes vertes et des lumières douces, sélectionner des musiques agréables et apaisantes, ou déposer des fleurs sur le meuble de l'entrée ou sur la table du salon. Il y a mille petites choses à faire pour rendre votre lieu de vie plus cosy, mais pour y parvenir, vous devez commencer par vous séparer de ce qui vous encombre. Vous vous sentirez beaucoup mieux une fois chaque pièce épurée.

Bien sûr, allez-y tranquillement, à votre rythme. Donnez-vous une semaine et, chaque jour, avancez un peu plus dans l'organisation de votre domicile. Vous aurez ainsi la possibilité de mieux visualiser comment aménager l'espace pour votre bébé. Tout ce que vous aurez mis en place maintenant ne sera plus à faire une fois votre bébé né.

Créez votre espace

Créez-vous un endroit qui vous inspire de la tranquillité. Ce peut être, par exemple, un coin dans une pièce où vous placerez un fauteuil confortable agrémenté d'un coussin coloré, une petite table de chevet avec une bougie, une photo, des fleurs, un bon livre, etc. Dans votre salon, vous pouvez également aménager une séparation grâce à des étagères et agencer un espace de détente avec un tapis de yoga, de gros coussins, un coussin d'allaitement, un plaid confortable ou encore des cadres inspirants sur les murs. N'oubliez pas de choisir des luminaires permettant de créer une atmosphère tamisée, comme une lampe de sel ou des photophores. Pensez enfin à installer, dans votre espace, un lecteur de CD pour vous détendre sur une musique douce et à prévoir des objets aux vertus relaxantes que vous pourrez toucher (comme des pierres semi-précieuses), faire rouler dans votre paume ou sous la plante de vos pieds (comme une balle de tennis) ou passer sur votre visage (comme une plume).

Si cela est possible, coupez le wi-fi et connectez-vous avec une prise réseau. Votre bébé sera plus tranquille s'il y a moins d'ondes.

Pour finir, pensez à mettre des plantes qui dépolluent votre logement, comme l'aloe vera et la crassula, qui agissent contre les ondes électromagnétiques, ou la dracaena marginata, contre le monoxyde de carbone.

À SAVOIR

Le rangement de votre foyer aura un impact positif plus important que vous ne le pensez. Vous vous sentirez apaisée soulagée « visuellement » car le lieu sera dégagé, agréable à regarder et vous ne trébucherez plus sur un carton ou un tas de livres qui dépasse d'une table basse. Cette nouvelle discipline vous apportera paix et réconfort. Organisée, vous serez également beaucoup plus efficace : vous saurez où trouver ce que vous cherchez. Vous adopterez de nouvelles habitudes et aurez envie d'aller plus loin, en réorganisant votre temps ou en allégeant certaines pratiques quotidiennes. Finalement, ranger, c'est aussi se faire du bien et éclaircir tout autant l'extérieur que l'intérieur.

« La beauté est dans les yeux de celui qui regarde. »

Oscar Wilde

Mon bébé ne s'est toujours pas retourné, que va-t-il se passer ?

La majorité des bébés se retournent et adoptent la position céphalique (la tête en bas) vers la 33e semaine d'aménorrhée (SA). Certains y parviennent jusqu'à la 37e SA, mais c'est assez rare au-delà. La tête étant la partie la plus lourde du corps d'un bébé, elle a tendance naturellement à se positionner vers le bas.

Plus on se dirige vers le terme de la grossesse, plus le bébé est restreint dans ses mouvements. Le milieu dans lequel il vit devient étroit. Son poids, la quantité de liquide amniotique dans laquelle il baigne et la tonicité de l'utérus vont alors influer sur sa capacité à se retourner.

Dans la pratique, j'ai pu observer que la position du bébé pouvait également être liée à l'état émotionnel de sa maman : « Maman n'a pas l'air prête pour que je sorte, alors je ne me prépare pas à sortir », « Maman a peur que je descende, alors je vais rester au chaud. » J'ai ainsi connu des mamans qui sont restées alitées pendant leur grossesse et ont dit à leur bébé pendant des mois : « Ne sort pas, s'il te plaît ! », ou d'autres pour qui l'accouchement était une réelle source d'angoisse et qui, indépendamment de leur volonté, se sont donc « fermées » physiquement.

Pour résumer, il existe donc des causes mécaniques, physiques et émotionnelles au fait que le bébé ne se retourne pas. Enfin, une dernière hypothèse est rarement évoquée, mais me semble pourtant pertinente : l'histoire du bébé. Je pense en effet que chaque bébé a son projet de naissance.

Voici les différentes approches pour accompagner le bébé et l'inviter à se retourner :

- la VME (version par manœuvre externe) : une technique effectuée pour tenter de faire se retourner le bébé en posant les mains sur le ventre et en effectuant des mouvements pour guider sa tête vers le bas. Cet acte demande un certain nombre de précautions. Renseignez-vous auprès de votre gynécologue ;
- l'acupuncture ;
- l'ostéopathie ;

- les postures : certaines d'entre elles (surélever le bassin avec des oreillers ou se pencher en avant, genoux à terre et fesses relevées) permettent au bébé d'effectuer la rotation nécessaire pour se retrouver la tête en bas. Ces postures s'effectuent sur une courte durée. Associées à une séance de détente (massage, bain, méditation...), elles se révèlent encore plus efficaces ;
- la communication avec votre bébé : expliquez-lui qu'il peut se retourner, que vous êtes prête ;
- l'haptonomie, grâce au toucher, aux bercements et à l'invitation.

Si votre bébé ne se retourne pas, deux options s'offrent à vous : une naissance par voie basse, en siège, ou la programmation d'une césarienne.

Cette décision doit être soupesée et discutée avec le corps médical, car la césarienne n'est incontournable que dans certains cas particuliers. Soyez certaine d'être en accord avec la décision que vous prendrez. Pour ne pas avoir de regrets ou agir par peur, renseignez-vous. Il existe des livres sur le sujet et des associations comme Césarine (www.cesarine.org).

Je ressens l'envie d'écouter de la musique, d'émettre des sons ?

Sans forcément avoir de dons pour le chant, nous pouvons produire des sons qui auront un impact positif sur nous. La musique existe chez tous les peuples du monde : elle est un langage universel. Le chant est l'expression de quelque chose de profond et de sacré. On parle d'un langage de l'âme.

Les bénéfices de la musique

Lors de l'accouchement, beaucoup de femmes utilisent la musique et/ou émettent des sons. Outre l'aspect bénéfique sur notre corps et sur le déroulement de l'accouchement, le bébé en ressentira lui aussi tous les bienfaits. Il les percevra en effet sur la peau à travers la vibration du liquide dans lequel il baigne avant même que son oreille interne ne soit fonctionnelle pour entendre les mélodies. Alors, autorisez-vous à chanter.

Je vous invite à réaliser des playlists de musiques douces pour votre grossesse et votre accouchement et pour votre bébé une fois qu'il sera né. Vous pouvez aussi lui chanter une comptine pendant la grossesse ; il la reconnaîtra à la naissance et elle lui procurera un sentiment de sécurité et d'apaisement.

Exercice

Asseyez-vous en tailleur. Fermez les yeux. Émettez des sons avec différentes tonalités en essayant de tenir les notes le plus longtemps possible. Vous pouvez commencer par un « o » ou un « ôm ». Sentez ce que cela vous procure au niveau du corps, comment votre bébé réagit, s'il est calme ou s'il donne de petits coups. Poursuivez avec toutes les voyelles. Passez du grave au médium et à l'aigu.

En effectuant l'exercice pendant au moins quinze minutes, vous allez sécréter des hormones de bien-être. Observez vos ressentis durant l'exercice et une fois qu'il est terminé. Avez-vous perçu des différences dans votre corps selon que vous émettiez des sons aigus ou graves ?

« La musique est dans tout. Un hymne sort du monde. »

Victor Hugo

La voix grave des hommes

Les vibrations produites par le son influent sur notre corps. Il est intéressant de constater que les sons graves, dits « sourds », agissent sur le bas du corps, c'est-à-dire au niveau du bassin.

Pour mieux comprendre l'impact des vibrations sur le corps, il suffit d'imaginer les ondulations de l'eau lorsque l'on jette un caillou dans un lac. Des cercles se dessinent, de plus en plus grands et de plus en plus éloignés du point d'impact.

De la même façon, lorsque nous nous trouvons près d'enceintes dans une salle de concert, nous ressentons des vibrations. C'est un phénomène physique. Lors de la grossesse et de l'accouchement, les résonances ainsi créées vont être encore plus perceptibles dans la mesure où notre corps contient davantage d'eau, du fait de la présence de liquide amniotique et de l'augmentation du volume sanguin.

Ainsi, les effets observés par l'émission de sons graves à proximité d'une femme enceinte sont surprenants. Tout d'abord, la détente musculaire : les sons deviennent « porteurs », apaisants. Les tissus, tels que le col de l'utérus, se relâchent, comme cela a été observé par plusieurs sages-femmes ; ce dernier pourra ensuite s'ouvrir et se dilater lors de la naissance. Bien sûr, pas d'inquiétude, si vous écoutez des sons graves en dehors du travail de l'accouchement, votre col ne se dilatera pas. Il est nécessaire que le processus de la naissance soit amorcé pour que cela ait un effet.

Après la naissance, les sons graves seront également utiles, pour apaiser un bébé, par exemple. Alors Messieurs, sentez-vous libre d'exercer vos cordes vocales pour la bonne cause !

TÉMOIGNAGE

Sonia Péguin, de Bébés chanteurs

La grossesse est une période fabuleuse qui permet d'être beaucoup plus en contact avec son ressenti. De nombreux changements conscients et inconscients s'opèrent en effet en toute discrétion. La femme enceinte devient ainsi plus réceptive à son environnement : propos, lectures, bruits, odeurs, saveurs, etc. La musique, le son et le chant viennent la toucher intimement dans sa métamorphose.

Enceinte, on peut avoir envie de chanter, de jouer d'un instrument, d'écouter des chansons que l'on aime. Les saines pratiques créent un état de bien-être qui apaise le mental et détend le corps. La musique est vibration ; on le ressent lorsque l'on se rapproche d'un instrument ou d'un haut-parleur. Concrètement, le son nous fait vibrer tel un instrument. Tout notre corps s'en trouve massé : la peau, les organes, les tissus, les os, les muscles et les plexus. Ce grand massage vibratoire permet de relâcher les tensions tant physiques que nerveuses. Les larmes ou le rire peuvent venir, alors que nous avons chanté ou écouté cette chanson mille fois. On peut même expérimenter des sensations d'expansion, d'ouverture au niveau du cœur et de vagues de bien-être grâce à cette onde sonore.

Le bébé s'en trouve lui aussi stimulé et profite de ce grand massage. Ainsi s'entame un dialogue harmonieux, un doux partage, une rencontre musicale et sensible, qui permet de tisser le lien entre la mère et l'enfant tout en se faisant du bien. La grossesse demeure une période idéale pour oser vivre des expériences qui avaient jusque-là été laissées de côté. La magie opère. Les bienfaits sont réels et sans contre-indications.

Mon corps me fait mal ?

Je vous invite d'ores et déjà à en parler à votre sage-femme. Il est important de distinguer la physiologie (ce qui est normal lors de la grossesse) de la pathologie.

Cela dit, ne vous laissez pas dire pour autant : « C'est normal, vous êtes enceinte, ça ira mieux après ! » Pour chaque douleur, inconfort, tiraillement ou gêne, il existe des solutions pour vous soulager, ne serait-ce qu'un peu, si ce n'est complètement.

DE VOUS À MOI

Certaines positions que nous adoptons peuvent être antalgiques et nous permettre d'être bien alignées, centrées. Prenez du temps pour trouver celles qui vous font du bien, pour soulager votre dos, mieux respirer, libérer vos nerfs sciatiques et faire en sorte que votre bébé ait plus de place.

Voici quelques propositions d'exercices, à pratiquer dès que vous en éprouvez le besoin et jusqu'à ce que vous en ressentiez les bienfaits.

• **Pour votre bassin**
Asseyez-vous sur un ballon de gymnastique si vous en avez un ; sinon, sur votre lit ou sur votre canapé. Sentez-vous bien stable, les jambes écartées. Effectuez des mouvements avec votre bassin comme pour dessiner un rond, dans un sens puis dans l'autre. De la même façon, dessinez un 8 couché (symbole de l'infini), à nouveau dans un sens puis dans l'autre.

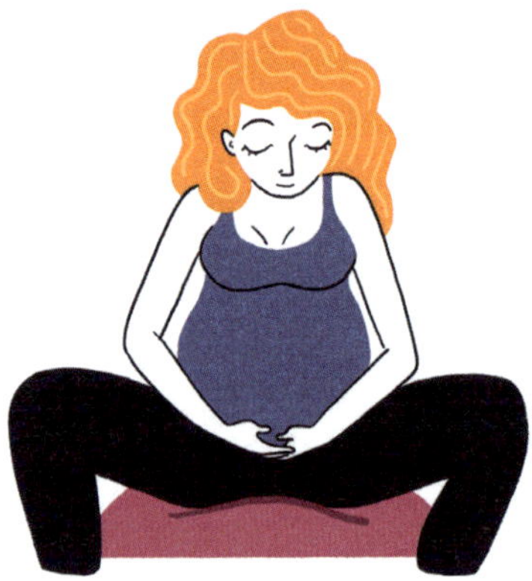

• **Pour vos jambes**
Asseyez-vous au sol et adossez-vous contre un pan de mur, par exemple. Tendez vos jambes. Effectuez ensuite de grands cercles avec vos pieds, puis des mouvements d'« essuie-glace » en dirigeant vos orteils de gauche à droite. Terminez par des « talons-pointes », en dirigeant vos orteils une fois vers le sol et une autre vers vous.

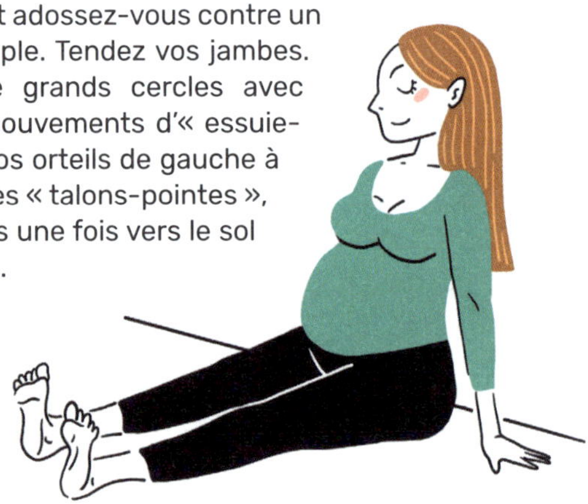

• Pour faciliter votre respiration et ouvrir votre cage thoracique
Munissez-vous d'un objet léger qui tienne dans votre main. Cela peut être une balle de tennis, un petit tissu ou un ballon. Allongez-vous confortablement sur un tapis de gymnastique, sur le côté gauche. Utilisez des coussins pour que la position soit agréable. Avec votre main droite, attrapez l'objet que vous avez choisi et imaginez tenir un pinceau imbibé d'une couleur. Devant et tout autour de vous, visualisez une toile vierge que vous allez peindre. Cette dernière a la particularité d'être en trois dimensions : tout aussi proche qu'éloignée de vous. Pour la peindre, il vous faudra déplacer votre pinceau dans tout cet espace. Votre bras est souple ; il danse sur la toile, en quelque sorte. Vous utilisez toutes les articulations de l'épaule, du coude et du poignet. Votre toile entièrement peinte, installez-vous sur le côté droit, saisissez l'objet avec votre main gauche et reproduisez le même exercice.

• Pour mieux dormir
Essayez cette position : allongez-vous sur le côté (plutôt le gauche), mettez un coussin d'allaitement entre vos jambes et sous votre tête.

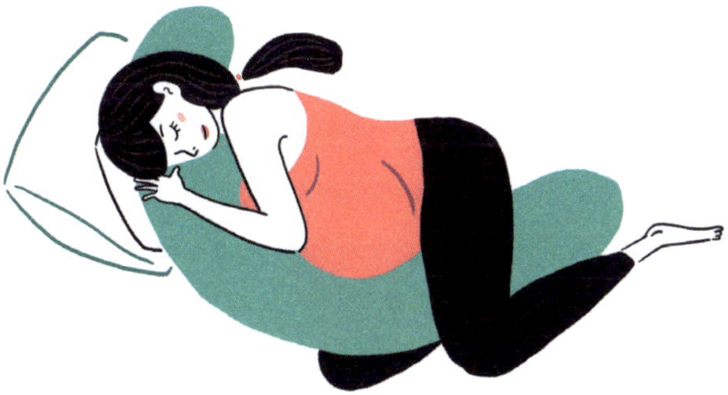

« Mon corps me permet d'aimer,
d'enlacer, de caresser et d'agir. Aimer son corps
et en prendre soin, c'est aussi ça, aimer la vie. »

Je n'arrive plus à dormir ?

Je dois vous avouer un petit secret : le sommeil est modifié pendant la grossesse, principalement du fait des hormones. Ces pics hormonaux, qui ont lieu vers 23 h-minuit et entre 3-6 h, correspondent (je vous le donne en mille) aux horaires des tétées une fois le bébé là ! Pourquoi maintenant, alors qu'il n'est pas encore né ? Eh bien le corps se prépare et met tout en œuvre pour être fin prêt le grand jour. Il nous prépare aussi psychologiquement à cette aventure nocturne qui fait tant parler d'elle chez les jeunes parents.

Tout comme la nuit, la journée sera également ponctuée par des variations hormonales. Votre corps appelle à du repos. Bien souvent, ces baisses d'énergie ont lieu en fin de matinée et en milieu d'après-midi. Tant que cela est possible, écoutez-vous et reposez-vous. Privilégiez les siestes, et les moments de calme et de détente.

DE VOUS À MOI

Si vous vous réveillez en pleine nuit, profitez-en pour réaliser votre carte d'affirmation positive ! Ces cartes sont de merveilleux outils pour apporter du réconfort, du bien-être et de la joie. Elles peuvent être utilisées pendant la grossesse, le jour de l'accouchement et après la naissance. Elles sont généralement colorées et proposent une phrase inspirante.

Je vous invite à réaliser votre carte. Choisissez vos couleurs et une phrase qui vous inspire, un petit mot que vous aimeriez lire à chaque stade de votre vie de femme. Vous pouvez sélectionner une citation connue ou en être l'auteure. Que ce soit avec des crayons de couleur, de l'aquarelle ou du pastel, sentez-vous libre dans votre création.

Une fois votre carte terminée, affichez-la dans un endroit où vous serez susceptible de la voir plusieurs fois dans la journée : sur le réfrigérateur, sur votre bureau, sur votre table de chevet, ou en fond d'écran de votre portable ou de votre ordinateur.

Vous pouvez aussi créer une guirlande de grossesse et y accrocher des objets doux, de petits souvenirs et bien sûr, votre carte positive.

Quelques exemples de phrases inspirantes :

- « Je suis “mère-veilleuse”. »
- « Mon corps est incroyable. Il sait porter la vie et mettre au monde. »
- « J'ai confiance en moi, en ma puissance de femme. »

Quelques citations inspirantes :

- « Il n'y a pas de grande tâche difficile qui ne puisse être décomposée en petites tâches faciles. » (Adage bouddhiste)
- « 100 % des choses que l'on ne tente pas échouent. » (Wayne Gretzky)
- « Au fur et à mesure que je modifie mes pensées, le monde autour de moi se transforme. » (Louise L. Hay)

Petit plus : partagez vos créations et inspirez de futures mamans sur Instagram, en les postant avec le hashtag #mescartesgrossesse.

Comment rédiger un projet de naissance ?

Un projet de naissance est une lettre qui nous est d'abord destinée. Elle permet de coucher sur le papier nos envies profondes, qui prennent forme au fur et à mesure que l'on écrit. Spontanément, nous éclaircissons ainsi nos intentions et nos objectifs.

La lettre peut également s'adresser au corps médical, à la maternité ou à votre sage-femme, si vous projetez d'accoucher à domicile. Vous leur expliquez alors ce qui vous tient à cœur pour vivre l'accouchement et la naissance tels que vous et votre compagnon les imaginez.

DE VOUS À MOI

Je vous suggère de commencer à rédiger, si ce n'est déjà fait, votre projet de naissance. Cette semaine, prenez des notes sur tous les sujets qui vous paraissent importants. Cela peut être le fait de pouvoir marcher plutôt que de rester allongée, de laisser le cordon ombilical battre jusqu'à ce qu'il s'arrête de lui-même après la naissance, de pouvoir regarder votre placenta, ou encore de spécifier que vous ne préférez pas d'épisiotomie. Abordez tous les thèmes qui vous tiennent à cœur : l'intégrité et la pudeur que vous pouvez ressentir, comme la relation que vous aimeriez avoir avec votre compagnon et votre bébé.

Vous êtes unique et avez vos propres besoins et propres désirs, que personne ne peut ressentir mieux que vous : tout se passe dans votre corps. Alors donnez-vous l'occasion de transmettre vos envies à la sage-femme qui sera présente le jour J.

Pour pouvoir faire des choix pertinents, il est important de disposer de suffisamment d'informations. Demandez conseil autour de vous, effectuez des recherches sur Internet, regardez des vidéos et notez ce qui vous interpelle.

Je vous souhaite de rédiger un merveilleux projet de naissance, qui éveille en vous de nouvelles perspectives pour savourez pleinement cet événement. Pour commencer, écrivez les premières idées qui vous viennent à l'esprit.

« Quoi que tu rêves d'entreprendre, commence-le.
L'audace a du génie, du pouvoir, de la magie. »

Johann W. von Goethe

Les clés de la réussite

Voici cinq clés essentielles pour rédiger et vivre votre projet de naissance.

1. Connaître et comprendre les enjeux : l'objectif du projet est de clarifier vos attentes et de pouvoir les transmettre.

2. Communiquer son projet à la sage-femme : la formulation est très importante. Privilégiez dans votre lettre les phrases positives et présentez-vous, afin qu'elle puisse mieux vous connaître. Gardez à l'esprit qu'il s'agit d'une lettre et qu'elle doit être agréable à lire. Cela n'enlève rien à son importance et elle sera certainement mieux accueillie.

3. Donner du sens à son projet : parfois, les parents s'inspirent de projets de naissance lus sur Internet qu'ils essayent de se réapproprier. Certains points ne sont alors pas toujours clairs : pourquoi ne pas couper le cordon rapidement après la naissance ? Pourquoi vouloir peser le bébé uniquement le lendemain ? Vous devez donner du sens à votre projet. Posez toutes vos questions à la sage-femme qui suit votre grossesse. Elle prendra le temps de vous donner des explications et de vous accompagner.

4. Adapter son projet et le mettre à jour : chaque maternité est différente et toutes ne proposent pas le même accompagnement. Les protocoles et les habitudes peuvent varier d'un endroit à un autre. Par exemple, certaines ne pratiquent plus l'aspiration systématique des voies aériennes du bébé ; d'autres autorisent les papas à assister à la césarienne si elle a lieu. Il est intéressant de noter dans votre projet une phrase positive, montrant que vous vous êtes renseignées au préalable, telle que : « Nous savons que vous ne pratiquez plus l'aspiration systématique des voies aériennes du bébé et nous sommes tout à fait en accord avec votre position. » Cela sera très apprécié par l'équipe, surtout si elle fait des efforts pour répondre aux nouvelles demandes des parents. Pensez également à mettre à jour votre projet à mesure que votre grossesse avance.

5. Incarner son projet : il est tout aussi important de rédiger son projet que de l'incarner le jour J. Ayez conscience qu'il vous appartient. Lorsque vous le transmettrez à la sage-femme de garde le jour de l'accouchement, elle en prendra connaissance mais ne pourra peut-être pas le mettre en œuvre intégralement par manque de temps ou de matériel. Donnez-vous donc les moyens d'accomplir un maximum de choses sans assistance extérieure. Par exemple, si vous souhaitez vous mobiliser pour aider votre bébé à naître, il vous sera très utile de suivre une préparation à la naissance afin de vous approprier les différentes positions que vous pouvez adopter pendant le travail. Vous êtes actrice de la naissance. Considérez la sage-femme comme une personne présente pour vous guider mais non comme celle sur qui tout votre projet repose.

EN SAVOIR PLUS

Retrouvez des exemples de projets de naissance sur des blogs de mamans ainsi que dans mon livre *Accoucher sans péridurale, pour un accouchement naturel en pleine conscience.* Vous en découvrirez également sur mon blog www.lawebteledaurelie.com.

Un projet de naissance pour mon AAD (accouchement à domicile)

Je vous invite à rédiger votre projet de naissance même si celui-ci est de permettre à votre bébé de naître dans votre foyer. La sage-femme qui vous accompagne en apprendra davantage sur vous ou vos envies. Vous pourrez également prendre un temps pour échanger en couple et/ou en famille.

Peut-être de nouveaux questionnements apparaîtront-ils au fur et à mesure de la grossesse : pourquoi ne pas effectuer une empreinte placentaire ? Et si on installait une piscine au lieu d'utiliser la baignoire ? Pourquoi ne pas solliciter une doula ? Accueillez vos idées et partagez-les avec votre sage-femme.

Que faire si je dois accoucher avant d'être arrivée à la maternité ?

C'est une crainte que formulent beaucoup de futurs parents : la peur de devoir accoucher avant même d'avoir atteint la maternité de leur choix.

Votre sage-femme vous expliquera tous les gestes d'urgence à connaître si cela arrivait. En premier lieu, vous devrez appeler le SAMU (15), qui se chargera de vous transporter dans la maternité la plus proche ainsi que d'annoncer votre arrivée.

DE VOUS À MOI

Lorsque j'étais sage-femme en structure hospitalière, j'observais bien souvent le contraire : les couples arrivaient, en majorité, trop tôt plutôt que trop tard.

• **Pour un premier bébé**
Les sensations sont nouvelles et l'expérience manque, puisque c'est la toute première fois. Dès que les contractions s'installent, la plupart des futurs parents partent pour la maternité. Or, la durée moyenne pour mettre au monde un premier bébé est de l'ordre de 10 heures, une fois le travail réellement lancé. S'ajoute à cela une phase de pré-travail, variable d'une femme à une autre. Bien souvent, je préconise aux parents de se mettre en relation avec une sage-femme libérale qui soit d'accord pour se déplacer à domicile afin d'évaluer si le travail a débuté ou non. Cela permet de les rassurer, ainsi que d'observer comment réagit et s'adapte le bébé.

La Sécurité sociale prend en charge le déplacement de la sage-femme et le suivi à domicile pour le début du travail. Ainsi, vous pourrez profiter d'être chez vous (prendre un bain, faire un tour dans votre quartier ou dans votre jardin pour vous aérer, etc.) et partir pour la maternité au bon moment, sans trop de stress.

• **Pour une maman qui a déjà donné naissance**
La maman a souvent entendu dire que, pour le second bébé et les suivants, le travail serait plus rapide et qu'il ne faudrait donc pas tarder à partir à la maternité. C'est à la fois vrai et faux. Le travail est effectivement censé être plus court : plus ou moins 6-7 heures au lieu de 10. Mais y a-t-il pour autant vraiment urgence lorsque l'on sait qu'il faudra encore plusieurs heures avant que bébé naisse ? Ce qu'il faut prendre en compte, c'est la distance qui vous sépare de la maternité (pas tant en termes de kilomètres qu'en termes de temps : embouteillages aux heures de pointe, intempéries...), la durée du travail lors de la ou des précédentes naissances, le vécu de la grossesse, etc. Plusieurs facteurs peuvent ainsi déjà vous donner une idée du moment auquel il vous faudra partir le jour J.

Parlez-en avec votre sage-femme, elle pourra vous conseiller et, éventuellement, vous proposer sa présence à domicile ou une consultation en urgence pour confirmer un début de travail.

Est-ce normal d'avoir peur d'accoucher ?

La peur est présente chez toutes les femmes. Seulement, elle ne s'exprime pas forcément de la même façon et se révèle souvent multifactorielle : il y a généralement une raison verbalisée et plusieurs autres non énoncées, voire inconscientes.

La peur de la naissance fait partie du processus normal de fin de grossesse. Néanmoins, elle ne doit pas vous « dévorer » mais vous permettre de cheminer, de vous poser des questions et de vous préparer, sur tous les plans.

Vous pouvez commencer par la formuler, afin de la rendre plus légère. Parlez-en à votre sage-femme. Le fait de pouvoir poser des mots sur ce que vous ressentez vous en libérera en partie. La plupart du temps, il est possible de désamorcer cette crainte car, dans la réalité, plusieurs solutions existent et peuvent être rapidement mises en place. Il s'agit ensuite de nous adapter à de nouvelles situations et d'accepter que nous ne puissions pas tout contrôler. La préparation à la naissance vous apaisera, sans nul doute.

DE VOUS À MOI

Nous ne sommes pas forcément à l'origine de notre peur d'accoucher. Voici quelques pistes de réflexion.

• Notre inconscient collectif a enregistré, de génération en génération, que la mise au monde d'un enfant pouvait emporter la mère comme le bébé. Si cette croyance était, par le passé, fondée, nous nous sommes aujourd'hui suffisamment éloignées de cette réalité pour qu'elle ne soit plus source de peur. À l'époque, les décès étaient notamment liés à la méconnaissance et au manque de respect de certaines mesures d'hygiène.

• Notre instinct de survie se manifeste face à cette situation qui n'est pas « ordinaire », même si elle est naturelle. Lorsque nous nous éloignons de notre routine, de nos habitudes, le stress monte et la peur de l'inconnu grandit. Nous savons tous qu'il n'est pas aisé de vivre des changements, d'autant plus quand ils ont un impact direct sur le reste de notre vie. Il serait intéressant d'accepter consciemment que l'accouchement n'est pas une mise en danger, mais simplement un processus naturel permettant de donner la vie.

• Il existe une peur que nous nous sommes appropriée parce qu'elle a été véhiculée par notre entourage et transmise de femme en femme, à travers des propos parfois négatifs sur la naissance et la maternité en général. Il suffit alors de se rappeler comment notre propre mère, ou toute autre personne qui nous aurait marquée, nous en parlait. Ainsi, nous pouvons prendre du recul et réévaluer nos croyances, car ces propos ne nous appartiennent pas.

• Certaines appréhensions proviennent d'une mauvaise interprétation ou d'une incompréhension d'une situation vécue. Lorsqu'une amie, par exemple, raconte son accouchement. Il ne s'est peut-être pas déroulé de manière idéale pour elle, mais son vécu est unique et correspond à sa propre réalité. Pour vous donner un exemple assez frappant, il m'est arrivé d'entendre : « Vous savez, on a dû réanimer mon bébé dans mon ventre parce que son cœur ralentissait. » Après avoir posé quelques questions à cette femme et examiné son dossier médical, je suis allée la retrouver pour lui expliquer ce qu'il s'était passé : « Je suis désolée que vous ayez interprété ce geste ainsi. La sage-femme qui vous a accompagnée a écrit sur le partogramme (la partie du dossier où l'on note tous les événements pendant le travail, heure par heure, jusqu'à deux heures après la naissance) qu'elle avait eu du mal à capter le cœur du bébé avec le monitoring. Elle indique qu'elle a dû le replacer plusieurs fois et que, par conséquent, elle percevait parfois le rythme cardiaque de la maman et non plus celui du bébé. » Ce geste effectué par la sage-femme est courant, notamment lorsque la maman bouge : le capteur peut ne plus être bien positionné dès lors qu'il y a du mouvement. Or, cette dernière a interprété comme un massage cardiaque le fait que la sage-femme pose ses mains sur elle pour situer le dos du bébé et repositionner le capteur. Même s'il a dû être expliqué, ce geste n'a visiblement pas été compris.

• Le stress ou la peur peuvent en effet modifier notre perception de certaines informations importantes. Ainsi, malheureusement, la maman a vécu tout cela très difficilement et, lorsqu'elle raconte l'histoire de la naissance, son vécu l'emporte sur la réalité de la sage-femme. Il vous faut donc être vigilante lorsque vous entendez ce type de récit. De plus, s'il est trop dur à entendre pour vous, dites-le avec bienveillance.

Comment mon bébé va-t-il réussir à sortir par là ?

Une maman que je suivais m'a un jour posé cette question : « Comment mon bébé va-t-il réussir à passer par un si petit trou ? » Il est vrai que cela peut surprendre : l'entrée du vagin ne laisse pas présager qu'un bébé de 3 300 g en moyenne puisse sortir par cette voie. Et pourtant !

Votre corps se prépare depuis le début de la grossesse à ce jour précis : tous vos tissus sont imbibés d'hormones. De la relaxine, notamment, pour détendre les tissus. Peut-être avez-vous remarqué l'apparition d'une ligne brune au niveau de votre ventre ou encore que les lèvres de votre sexe et vos mamelons étaient plus foncés : l'imprégnation hormonale favorise ce changement de pigmentation. Ces zones stratégiques (ventre, sexe et seins) sont en effet appelées à être sollicitées durant la grossesse et la période du post-partum.

Ai-je confiance en moi ? Ai-je confiance en mon corps pour faire naître ce bébé ? Ai-je confiance dans le fait que mon bébé arrivera à naître ? Puis-je croire au potentiel d'adaptation de mon organisme pour surmonter la grossesse et l'accouchement ?

Je vous propose de répondre à cette question : quel est le niveau de confiance que je me porte en cet instant ?

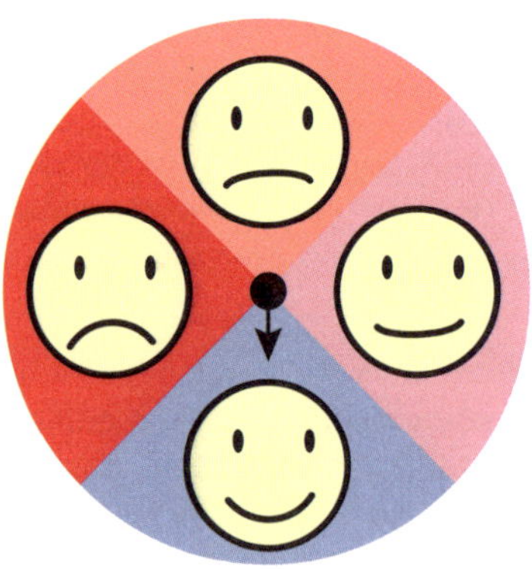

Il est possible d'avoir des craintes lorsque l'on pense à l'accouchement. Souvent, elles proviennent de conditionnements dus à nos croyances et aux informations qui circulent dans notre environnement. Nous avons tous une idée, même fausse (et c'est souvent le cas), de ce que l'on peut vivre pendant un accouchement. Depuis le début de votre grossesse, vos croyances ont-elles évolué ? Il est important que vous vous donniez la possibilité de vous libérer de celles-ci si elles sont négatives, car vous ne pouvez pas prévoir ce que vous ressentirez à ce moment-là. Chaque accouchement est différent, UNIQUE !

Vous pouvez formuler des phrases comme celles-ci, afin de vous rebooster quotidiennement :

• « Je réalise à quel point la peau de mon ventre est capable de s'étirer. »

• « Je suis consciente de l'incroyable évolution de mon bébé durant ces neuf mois. »

• « Le mot "maman" résonne en moi comme une ode à la vie. »

• « Je prends conscience chaque jour du potentiel de mon corps, des merveilles qu'il accomplit et de ma capacité à m'adapter. »

Voici également cinq astuces pour décupler votre confiance pendant la grossesse.

1. J'inscris chaque jour, dans mon journal de grossesse, une phrase positive ou une victoire (petite ou grande) vécue durant ma journée.

2. Je lis des livres et des témoignages inspirants et bienveillants.

3. Je prends le temps de méditer tous les jours, même une poignée de minutes, en harmonie avec mon bébé.

4. Je me dis à voix haute tous les matins que mon corps est incroyable et que je suis « mère-veilleuse ».

5. Je m'observe régulièrement dans un miroir et je me regarde avec des yeux émerveillés. Je constate que mon corps est capable d'abriter et d'accueillir la vie. Même si j'ai du mal à aimer mon nouveau corps, je sais que mon regard changera progressivement en y mettant de la douceur.

« Là où règnent force intérieure et confiance en soi
disparaissent méfiance, peur et doute. »

Dalaï-Lama

TÉMOIGNAGE

Davina

Je viens de Mons, en Belgique. Ce bébé, je l'ai désiré au plus profond de mon être. Miracle de la vie, je suis ENCEINTE au moment de souffler mes trente bougies et ce secret merveilleux reste, à cet instant, bien gardé au creux de mon cœur.

Vient ce jour de septembre où j'enfile le pull rose poudré que j'ai acheté fièrement au rayon femmes enceintes et je me rends chez le gynécologue. Le docteur a lui aussi une chemise rose... Le suspense est à son comble quand nous entendons, le papa et moi, cette phrase qui résonnera dans mon âme pour l'éternité : « C'est une fille ! »

J'ai immédiatement su que j'allais honorer ma fille, ma Précieuse, pendant cette grossesse ; on dit qu'une fille prend la beauté de sa mère : c'est faux ! C'est elle qui m'a rendue belle comme jamais : sa lumière m'illuminait si fort !

J'ai su également que je voulais l'accompagner pendant sa naissance. J'allais mettre au monde mon enfant mais il allait également me faire naître en tant que maman. Une phrase de Catherine Dolto faisait écho en moi : « Un accouchement avec péridurale, c'est comme un bébé seul dans une barque en plein océan pendant une tempête, qui doit aller rejoindre ses parents sur la rive. Accoucher sans péridurale c'est accompagner son enfant en étant dans la barque avec lui. » Je voulais être dans cette barque et j'ai ainsi pu vivre intensément ce jour du 9 mars 2018, le plus beau de ma vie, en vivant un accouchement physiologique dans l'eau, avec une délicieuse odeur d'huile essentielle et une lumière tamisée.

Je vous remercie du fond du cœur Aurélie, car je visionnais vos vidéos sur YouTube et vous m'avez appris à accepter la « douleur », qui est bien autre chose que ce mot réducteur : il s'agit plutôt de « sensations intenses de vie ».
Notre Gloria a accompli le marathon de la naissance et je l'ai félicitée dès que je l'ai serrée contre moi. Merci d'avoir contribué, par le partage, par votre passion et votre générosité, à notre somptueuse aventure. Étais-je capable de tout cela ? Moi qui n'ai jamais eu une grande confiance en moi et que les autres pensaient « nunuche », j'ignorais qui j'étais vraiment. Aujourd'hui, j'ai la réponse. Oui, JE SUIS CAPABLE. Mon bébé m'a révélée et a été ma source d'amour, une source pouvant soulever des montagnes.

PRÊTE ET ZEN

Parfois, il suffit de respirer la confiance, de s'imprégner d'une énergie positive, de mettre toute sa volonté au service de son équilibre intérieur, et, pourquoi pas, de s'offrir le calme et la paix pour accueillir la nouvelle étape qui s'annonce bientôt.

Comment devrait être mon col en fin de grossesse ?

Beaucoup d'inquiétudes existent concernant l'état du col de l'utérus en fin de grossesse. Les mamans imaginent en effet que celui-ci devrait être ouvert, souvent parce que des amies leur ont dit que, de leur côté, il était ouvert « à un doigt », ou que la naissance ne tarderait pas trop car « le col était favorable », etc. Tout cela est par ailleurs alimenté par l'impatience grandissante, la fatigue du dernier trimestre, la peur de dépasser le terme ou tout simplement l'envie d'avoir un petit signe leur indiquant que tout se prépare normalement pour le grand jour.

Nous avons toutes besoin d'être rassurées. Dans les esprits, l'état du col est donc, dans une certaine mesure, un indice et une assurance. En réalité, même si un col favorable, c'est-à-dire déjà un peu mature, est appréciable, un col qui ne l'est pas ne présage rien de mauvais.

Pour comprendre tout cela, voici l'illustration d'un col dit « non mature » :

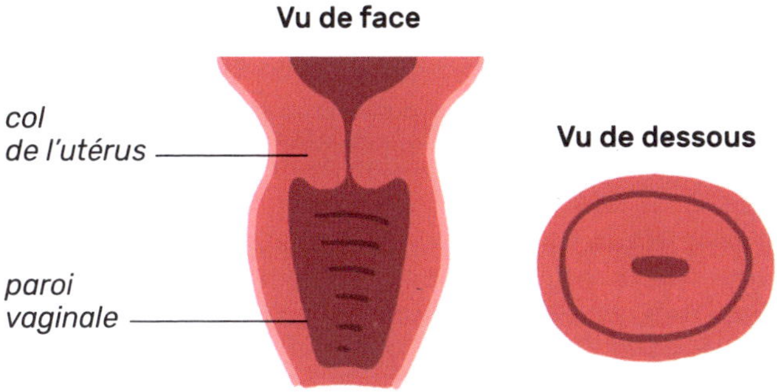

Vous pouvez voir que le col est long (il mesure en moyenne trois centimètres), dur et fermé. Sur cette image, de face, on ne peut le constater, mais le col est postérieur (vers l'arrière). L'espace que vous percevez au niveau du col contient le bouchon muqueux.

Le col se dilate grâce aux contractions de l'utérus et à la pression exercée par la tête ou les fesses de bébé. Ainsi, tant qu'il n'y a pas de contractions, le col ne s'efface et ne se dilate pas.

Les contractions de l'utérus ramènent le col vers le haut, les cellules se rétractent (le col ne disparaît pas, simplement il « remonte »). C'est ce que l'on nomme l'effacement du col : il est d'abord long, puis mi-long, jusqu'à ce qu'il s'efface complètement. La dilatation du col est elle aussi dépendante de la dynamique utérine (contractions de l'utérus).

En résumé, que votre col soit ouvert à un ou deux doigts, qu'il soit fermé en fin de grossesse ou non, tant que les contractions de travail ne sont pas présentes, cela aura peu d'impact. Un col long et fermé s'ouvrira le jour J lorsque le travail aura commencé.

Dois-je consulter un anesthésiste si je ne veux pas de péridurale ?

La consultation avec l'anesthésiste est obligatoire. Elle dure en moyenne 10-15 minutes et est réalisée à partir du 8e mois dans la structure où vous souhaitez accoucher, ou dans la plus proche de chez vous si vous donnez naissance à domicile.

Elle est exigée pour toute situation nécessitant l'intervention d'un anesthésiste : la pose de la péridurale est la plus fréquente mais il pourra également être amené, en cas d'urgence, à effectuer une anesthésie générale, à intuber, à administrer des médicaments ou tout autre geste demandant au préalable un examen clinique et des informations sur :

- votre état de santé et la prise éventuelle de médicaments ;
- vos antécédents et ceux de votre famille ;
- vos allergies éventuelles ;
- l'accessibilité des voies respiratoires, veineuses et lombaires ;
- la normalité de votre bilan sanguin, et plus particulièrement la numération globulaire, le taux de plaquettes, la coagulation (TP-TCA-fibrinogène) ainsi que l'absence d'infection.

Et si mon bébé est trop gros ?

Cette question n'est pas une petite question, sans vouloir faire de jeu de mots ! Elle fait partie des peurs souvent exprimées en fin de grossesse. Pourquoi ?

La première raison est sans nul doute l'angoisse que le bébé n'arrive pas à passer et donc, à naître.

Dans notre jargon médical, nous appelons cela une disproportion fœto-pelvienne. Cela signifie que les dimensions du bébé sont plus importantes que celles du bassin. Mais est-ce vraiment votre cas ?

Un bébé, en moyenne, pèse à la naissance 3,3 kg pour 50 cm. Nous parlons bien d'une moyenne, car il est évident que nous sommes tous différents, et c'est bien là le point névralgique. Si une maman suédoise mesure 1,89 m pour 80 kg et que le papa se rapproche des 1,98 m pour 100 kg, nous pouvons imaginer que le bébé, à terme, se rapprochera plutôt des 4 kg que des 3. En Suède, le poids moyen à la naissance est d'ailleurs de 3,6 kg.

Ainsi, ce qui semble une norme dans un pays ne l'est pas forcément dans un autre. La Suède se situe, par exemple, presque aux antipodes de la Chine, où le poids moyen d'un bébé est bien moins important.

Notre physionomie, notre stature, nos mensurations ou encore notre ossature représentent notre signature corporelle. Dans un contexte physiologique (excluant donc toute anomalie, pathologie ou antécédent qui pourrait contrarier le processus naturel de la grossesse et de la naissance), une disproportion fœto-pelvienne reste donc très peu fréquente. Il semblerait que la nature soit bien faite ! Nous engendrons des bébés qui parviennent à sortir de notre corps.

D'autre part, les examens permettant d'évaluer un bassin dit trop étroit, tel que la pelvimétrie, sont controversés. En effet, leur valeur prédictive reste incertaine (notamment parce que l'image y est figée, rendant impossible l'évaluation de la mobilité et de l'adaptation du bassin, et de la tête du bébé dans le bassin).

Il faut savoir que même si le bassin présente des dimensions dans la limite des normes, il est possible de laisser le travail des contractions se faire afin d'évaluer au fur et à mesure le bon déroulement de l'accouchement. Si ce n'était pas le cas, une césarienne serait réalisée.

À SAVOIR

Il n'est pas rare qu'il y ait un écart entre l'estimation de poids effectuée pendant la grossesse et le poids réel du bébé à la naissance, et ce au-delà de la marge d'erreur considérée dans les livres scientifiques. Vous pouvez demander à votre sage-femme de confronter son estimation clinique à celle de l'échographie ; cela réduira probablement la marge d'erreur.

Mon compagnon ne sait pas comment m'aider ?

Vous devez lui en parler. Il est important qu'il sache comment vous entourer et vous soutenir durant la grossesse, mais aussi le jour J. Il sera, en effet, présent pour vous apaiser lorsque les vagues de contractions s'intensifieront.

Prenez donc le temps de discuter avec lui. Essayez de comprendre s'il n'a pas lui aussi des craintes et rassurez-le en lui expliquant que votre corps sait ce qu'il a à faire, tout comme votre bébé. Votre compagnon a besoin d'entendre votre ressenti, de savoir si sa présence est importante pour vous.

Bien sûr, chaque papa est différent et a ses propres croyances, sa propre idée de l'accouchement. Peut-être émettra-t-il certaines réserves, mais tout cela cheminera en temps voulu. Pour l'heure, expliquez-lui comment vous vous sentez et échangez sur la façon dont vous aimeriez accueillir votre bébé, l'un et l'autre.

À SAVOIR

Vous pouvez aussi solliciter votre sage-femme, votre doula, votre accompagnante périnatale ou le thérapeute/professionnel de votre choix, en qui vous avez confiance. Cela vous permettra d'avancer ensemble dans vos réflexions et de trouver des solutions pour que tout le monde se sente en accord et en harmonie.

« L'important n'est pas de convaincre,
mais de donner à réfléchir. »

Bernard Werber

J'ai dû mal à imaginer la naissance, suis-je prête ?

Je suis prête et zen ! Je suis même capable de me rendre compte, aujourd'hui, que le voyage que je viens d'accomplir avec mon bébé a été une découverte fantastique, qui a eu un impact sur mon potentiel physique, mental et spirituel, ainsi que sur celui de mon enfant.

La naissance est un voyage et pas des moindres ! Elle vous conduira vers un monde riche en couleurs et en émotions, et vous permettra d'explorer vos ressources, à la rencontre de toute cette énergie de vie qui habite chacune de vos cellules.

Comment vous sentez-vous par rapport à l'accouchement ? Prenez le temps d'écrire dans votre journal de grossesse ce que ce moment à venir vous évoque, là, maintenant, après ces neuf mois passés au rythme du cœur.

Lorsque l'on se déleste de ses croyances et de ses peurs, on s'ouvre à une nouvelle vie, incroyable, créatrice. Elle stimule notre cœur et nourrit notre être intérieur. On se sent la possibilité de vivre pleinement. Alors, cette naissance qui arrive, voyez-la comme un cadeau, un moment sacré, privilégié, unique, grandiose. Vivez-la avec un regard d'enfant émerveillé et un cœur de parent qui s'éveille, comme un instant suspendu.

J'ai peur que l'accouchement ne se déroule pas comme je le souhaite ?

Il existe un secret pour bien vivre sa grossesse et son accouchement, et se sentir, quoi qu'il arrive, en accord avec ce qu'il se passe : l'adaptation.

L'art de s'adapter

Lorsque nous nous adaptons, nous cessons de lutter et faisons en sorte que tout notre être accepte ce qui est en train de se passer. C'est à cet instant précis que les solutions nous parviennent. Essayez de vous souvenir d'une situation récente que vous ne désiriez pas. En général, dans un tel cas, nous nous bloquons, nous crispons et nous mettons dans un état de stress ou de colère. Nous pouvons pourtant nous dire : « O.K., cette situation n'est pas agréable pour moi mais elle est bien réelle. Comment puis-je faire pour la vivre au mieux ? »

Concernant les femmes qui ont dû ou devront avoir une césarienne, par exemple, deux possibilités s'offrent à elles : soit accepter et se rappeler que, même si le projet initial pour la naissance de cet enfant n'est plus possible, il n'en reste pas moins que le moment tant attendu est en train de se dérouler ; soit lutter et se sentir en désaccord avec une réalité qui nous affecte.

Si nous résistons, nous perdons de l'énergie car les émotions négatives ponctionnent notre force intérieure ; par ailleurs, nous cristallisons de surcroît, dans notre esprit et dans notre corps, l'événement que nous avons perçu comme « atroce » ou « horrible ». Les mots ne manquent jamais pour qualifier ce moment qui n'a pas été accepté.

S'adapter, ce n'est pas perdre sa volonté de bien faire ou d'agir. C'est s'offrir la possibilité de changer de vision et de comportement pour qu'une situation devienne acceptable, voire, dans certains cas, agréable.

Souvenez-vous d'une situation que vous avez vécue et pour laquelle vous avez fait preuve d'une adaptation remarquable. Que s'est-il passé pour vous ce jour-là ? Qu'en avez-vous tiré de positif ?

Mon projet de naissance idéal

À présent, imaginez votre projet d'accouchement idéal. Notez sur un bloc-notes, dans les grandes lignes, ce qui serait important pour vous.

Si le jour J ne se déroule pas comme vous l'auriez souhaité, quelles seront vos ressources pour le vivre au mieux ? Quelles phrases pourriez-vous exprimer pour vous rassurer, vous apaiser et accueillir ces événements ?

Cet exercice est intéressant car il vous invite à travailler votre capacité d'adaptation. Vous préfériez une péridurale et vous ne pouvez finalement pas l'avoir ? Vous vouliez accoucher à domicile mais vous avez dû être transférée à l'hôpital ? Vous rêviez d'un peau à peau juste après la naissance, mais votre bébé a eu besoin de soins ? Ces situations ne sont pas souhaitables mais si vous y êtes confrontés, vous aurez au moins pris le temps d'y réfléchir et de trouver des alternatives vous permettant de les envisager autrement.

Voici un exemple d'adaptation : je recommande aux mamans, le dernier mois de grossesse, de dormir avec un doudou ou un tissu, qui s'imprégnera alors de leur odeur. Si le jour de la naissance, votre bébé doit recevoir des soins particuliers et doit être transféré dans un centre de néonatalogie, vous pourrez laisser le doudou ou le tissu près de lui, dans sa couveuse. Il partira ainsi avec votre odeur, ce qui représentera un point de repère important pour lui jusqu'à ce que vous puissiez le rejoindre. Cette situation n'est pas courante, heureusement, mais si cela arrivait, vous vous sentiriez peut-être moins démunie. Cet objet sera également un allié en maternité lorsque vous aurez besoin d'un temps pour prendre une douche, par exemple. Il aidera alors votre tout-petit à s'apaiser et à se sécuriser avec votre odeur.

« Puisqu'on ne peut changer la direction du vent,
il faut apprendre à orienter les voiles. »

James Dean

TÉMOIGNAGE

Nadia, 23 ans, 2 enfants

Ma première grossesse s'est très bien passée, mais l'accouchement fut difficile, avec une césarienne en urgence ayant pour conséquence un utérus cicatriciel. J'ai appris ma deuxième grossesse avec une grande joie mais la terreur lancinante d'une autre césarienne. Le corps médical ne cessait de me donner les chiffres et les probabilités de cette issue quasi certaine. Je l'ai toujours refusée du plus profond de mes entrailles. Nul n'est maître de son destin mais je ne voulais pas qu'on me dicte le mien, ni celui de mon futur enfant.

Alors, j'ai bâti autour de moi un environnement bienveillant, naturel, respectueux de mon corps et de ma vision du monde. Je me suis entourée et j'ai écouté les bonnes personnes : mes sœurs, ma mère et les sages-femmes, qui m'ont suggéré le yoga, la sophrologie ou le chant prénatal. Je me suis essayée à tout ; tous ces moments de détente remplissaient mon agenda. Mais malgré toutes ces activités, la peur grandissait.

Durant ma visite du neuvième mois, on m'a prédit une césarienne : je suis devenue guerrière et j'ai refusé d'y croire. Mon mari, si discret, a été un allié et un coach. En pleine nuit, le ventre rond, la tête pleine d'étoiles sous le ciel lyonnais, j'ai arpenté les marches de la Croix-Rousse pendant des heures, sidérée, mais certaine de l'issue favorable de cet effort dantesque. Le lendemain, le travail a commencé. En pleines contractions, je souriais, la douleur était mon alliée : j'étais hors du temps. Tout s'expliquait, tout s'imbriquait. Les sens exacerbés, j'ai accompagné le flot de vie et accueilli mon enfant avec une sérénité indescriptible.

Sa venue au monde est le résultat d'une grossesse dont la traversée m'a permis d'accepter la vie sans peur et sans jugement. Depuis cette renaissance, je cultive le sourire intérieur, celui qui ne vous abandonne jamais.

Saurai-je écouter mon corps le jour de la naissance ?

Dans certains pays et chez certains peuples, les jeunes filles connaissent leur cycle, et sentent leur utérus et leurs ovaires. Elles parviennent ainsi à le maîtriser, faisant de leur corps un temple sacré. Il est vrai que nous nous sommes coupées de notre corps à bien des égards, mais je pense qu'il est possible d'y remédier. La grossesse et la naissance représentent une formidable occasion de se réconcilier avec lui. J'aimerais d'ailleurs vous dire qu'il vous envoie sans cesse des signaux pour améliorer votre bien-être. Le temps, l'expérience et la confiance en vous seront vos meilleurs alliés.

DE VOUS À MOI

Je suis subjuguée par le fait de connaître son corps et de l'aimer. J'aurais bien voulu, adolescente, savoir comment y arriver. Mais j'étais jeune et je n'ai pas osé poser de questions aux adultes. À qui, d'ailleurs ? Les femmes autour de moi ne semblaient pas connaître leur corps non plus. Alors cette idée s'est envolée. Je ferai comme tout le monde, je jonglerai avec mes ressentis, je subirai les cycles féminins, je me navrerai de me sentir de telle ou telle humeur, encore une fois, à cause de mes hormones, à cause de ma nature, à cause de… ?

Et puis mon métier de sage-femme m'a rapprochée du corps féminin. J'aurais pu à nouveau ne pas en voir la magie, ne pas en entrapercevoir le potentiel, ne pas réaliser à quel point il est bon de se reconnecter à sa féminité. Oui, j'aurais pu. Mais j'ai observé, j'ai admiré et également découvert que les femmes qui n'étaient pas connectées avec leur corps, avec leur essence, paraissaient pour la plupart perdues. Perdues dans les sensations nouvelles de la grossesse et de la naissance, qu'elles n'acceptaient pas, pour la plupart. Comment parvenir à être à l'écoute de son corps quand on l'a bâillonné durant toute sa vie, volontairement ou non ?

Je découvrais au fil des années que nous n'avions pas toutes le même rapport à notre corps quant à la douceur, l'intimité et le respect. J'ai dû alors me poser des questions et remettre en cause mes comportements. Comment pouvais-je être si dure avec mon propre corps ? Si, au départ, certaines femmes ne voient par exemple pas l'intérêt de se réjouir d'avoir leurs règles (oui, *a priori*, on peut s'en réjouir !) ou de sentir les mouvements de vie qui anime leur corps, elles doivent pourtant se rendre à l'évidence : c'est essentiel.

Et ce pour différentes raisons :

• vivre la grossesse et la naissance de la meilleure façon qui soit : avec douceur, dans l'abandon ;

• épanouir sa sexualité : ne pas se contenter d'un acte sexuel mais bien d'un échange, d'un partage et d'une conscience ;

• comprendre son potentiel de fécondité et vibrer avec son cycle au lieu de lutter ;

• accompagner son corps et en prendre soin, afin qu'il puisse nous emmener le plus loin possible.

Il est probable que cette liste ne soit pas exhaustive car, moi aussi, je chemine toujours vers cette connaissance de mon corps de femme. J'ai encore du mal à quitter ces « autoroutes de pensée ». Parfois, je ressens par exemple de la peur quand on me parle de féminin sacré ou de femme guerrière. Pourquoi ? Je ne sais pas exactement, je crois que, comme tout un chacun, l'inconnu fait peur. Je sais qu'il existe des « Tentes Rouges », des communautés de femmes qui explorent ce féminin. Mais je me recroqueville devant toute cette effervescence, je me dis que cela me dépasse. Pourtant, je sais qu'un jour, quand je serais prête, enfin, j'irai approfondir cet aspect. J'irai voir celles qui ont réussi à surmonter ces années de conditionnement, celles qui parviennent à vivre leur féminin sacré.

Trouver la force

Je voudrais vous rappeler à quel point le corps est bien conçu. À quel point la vie est majestueuse et magique. J'ai toujours été en admiration devant tous les processus qui permettent à notre organisme de fonctionner, qu'il s'agisse de la cicatrisation d'une coupure, du rythme cardiaque qui évolue chaque jour dans notre poitrine, ou du fait de pouvoir porter et donner la vie.

Nous avons toutes un potentiel inestimable, un trésor qui nous anime et nous fait exister. J'éprouve très vite un sentiment d'humilité devant tant de merveilles. Mon métier de sage-femme m'a permis de vivre au plus près de tous ces miracles. Je me souviens avoir écouté une chanson magnifique pendant mes études de sage-femme et je vous invite à la découvrir : il s'agit de *Sages-Femmes* de Claire Spineux. Elle m'a beaucoup émue, portée, bichonnée aussi. Vous comprendrez très vite pourquoi en l'écoutant.

Je ne peux donc pas occulter ce pouvoir qui, quelque part, ne nous appartient pas mais se trouve en nous, nous dépasse et nous submerge. J'aimerais donc m'adresser à vous toutes, pour vous ouvrir mon cœur et vous dire à quel point je sais, pour l'avoir vu, que vous pouvez croire en cette force et en cette beauté lovées à l'intérieur de vous. L'étape de la maternité nous donne l'occasion de toucher du doigt ce qui est invisible, ce qui est essentiel, mais je crois que nous pouvons y parvenir aussi souvent que nous le souhaitons, en restant connectées à nos cœurs.

Quand partir à la maternité ?

C'est LA question qui nous envahit en fin de grossesse : à quel moment dois-je partir à la maternité ? À quel moment appeler ma sage-femme ?

Voici quelques informations qui vous seront utiles.

- Très peu de femmes et de couples savent qu'il est possible de solliciter une sage-femme libérale pour suivre le début du travail à domicile. Pourtant, cet acte est codifié par la CPAM et pris en charge à 100 %. Ainsi, vous pourrez l'appeler dès que les premiers signes du travail se manifesteront. Par téléphone, elle pourra vous orienter, vous suggérer quelques astuces et évaluer la situation avec vous. Elle pourra bien sûr vous rendre visite dès que le travail sera lancé et rester quelques heures auprès de vous, ou simplement vous proposer une consultation pour vous rassurer.
- En règle générale, les futurs parents qui attendent leur premier bébé partent trop tôt à la maternité. Il est évident que cette aventure peut être déstabilisante car tout y est nouveau. Face à l'inconnu, la peur peut s'installer. Afin de pouvoir la juguler, renseignez-vous en amont pour comprendre le processus et les étapes de la naissance physiologique. Les parents craignent généralement de ne pas arriver à temps à la maternité et de devoir accoucher seuls. Ils pourront se sentir soulagés d'apprendre les premiers gestes d'un accouchement inopiné.

Les signes d'un début de travail

- **Des contractions régulières, fréquentes et intenses.** Une contraction efficace dure en moyenne une minute. La plupart des maternités, sauf exception par rapport à vos antécédents, vous demanderont d'attendre au moins deux heures de contractions efficaces, elles-mêmes espacées de moins de cinq minutes.
- **La fissure ou la rupture des membranes (poche des eaux),** même si elle peut survenir sans que le travail n'ait réellement

commencé, doit vous amener à appeler votre sage-femme ou la maternité de votre choix.

- **Des pertes de sang** doivent être signalées rapidement à la maternité. Vous pouvez l'appeler pour la prévenir et évaluer la situation avec les équipes. Plusieurs questions vous seront posées afin de mieux vous guider. J'évoque ici les pertes de sang car l'une des raisons d'un saignement est la dilation du col de l'utérus. Il est alors important de se référer à un professionnel pour confirmer ce diagnostic, qui annonce très certainement un accouchement imminent.
- **Vos sensations,** parfois même votre intuition, peuvent vous aider à déterminer si le travail a commencé. Par exemple, la sensation que le bébé descend et qu'il appuie vers l'anus, ou quelques contractions irrégulières mais puissantes qui vous donnent l'impression que la naissance est proche.

Après la naissance, comment faire ?

Il me semble que l'on parle trop peu de cette période qui survient juste après la naissance. Pourtant, les trois premiers mois avec le bébé peuvent être épuisants si l'on ne trouve pas suffisamment de ressources. C'est donc l'occasion d'y réfléchir. Parlez-en autour de vous, demandez à des amies ayant déjà été enceintes comment elles ont vécu cette période et surtout ce qui les a aidées. Le but est de trouver ce qui sera juste pour vous.

Anticiper

C'est le moment de penser à tout ce qui pourrait faciliter votre quotidien. Voici quelques pistes :

- dormir dans la même chambre que votre bébé, ce qui peut vous permettre d'éviter de vous lever la nuit ;
- allaiter, afin de ne pas avoir à prévoir les doses de lait et à nettoyer les biberons. Si vous ne souhaitez pas allaiter, essayez par exemple d'anticiper les biberons de la nuit, en disposant le nécessaire pour les préparer à côté de votre lit ;

- préparer des petits plats et les congeler pour ne pas avoir à faire la cuisine lorsque vous vous sentirez fatiguée ;
- si ce n'est pas votre premier enfant, faire garder le bébé par une autre personne pourrait vous soulager ;
- identifier les tâches que vous aimeriez déléguer (faire le ménage, emmener votre aîné à ses activités du mercredi, etc.).

Je vous invite ainsi à noter vos idées et les personnes qui pourraient vous apporter de l'aide.

Un précieux soutien

Votre sage-femme libérale peut vous rendre visite à domicile après la naissance. N'hésitez pas à la solliciter. Si vous n'en avez pas encore, vous pouvez en contacter une proche de chez vous.

Voici quelques exemples d'actes qu'elle sera en mesure d'effectuer chez vous :

- si vous partez rapidement de la maternité, la sage-femme s'occupera de tous les soins pour vous et votre bébé (de la même manière qu'en structure), comme le test de Guthrie (non obligatoire mais conseillé au 3e jour du bébé) ;
- elle vous accompagnera dans vos premiers mois de maman, de parents ;
- elle répondra à vos inquiétudes, vous rassurera dans vos gestes, et vous prodiguera, si nécessaire, des soins et des conseils pour votre corps et celui de votre bébé, ainsi que pour votre bien-être en général ;
- elle vous apportera une écoute bienveillante et des pistes pour vivre au mieux cette période, dans votre couple et au sein de votre famille.

Une idée savoureuse

Si vous souhaitez créer une liste de naissance, pensez à y prévoir des « bons » afin que vos amis et votre famille puissent choisir comment vous accompagner, sans avoir peur de vous déranger. En voici quelques exemples :

- bon pour un repas bio équilibré, à base de fruits et de légumes frais, apporté à domicile ;

- bon pour mon repas préféré : des lasagnes végétariennes cuites avec amour, à domicile ;
- bon pour s'occuper 1 heure de bébé pendant que maman se détend (un moment relaxant dans le bain, une sieste, un bon repas, un peu de temps avec son aîné, etc.) ;
- bon pour un massage du dos de 30 minutes avec une huile végétale, à domicile.

Le deuxième parent

Le retour à la maison et le premier mois qui suit la naissance du bébé demandent une grande adaptation et beaucoup d'énergie. Tout est nouveau, ou presque, et votre petit amour a besoin de vous, vous réclame et vous sollicite. Bien sûr, tout cela est normal. Le deuxième parent peut donc être d'une grande aide s'il parvient à demeurer présent. Il n'est pas toujours évident pour celui-ci d'être disponible, car le système ne prévoit pas de congé paternité conséquent. Dans la mesure du possible, essayez de vous retrouver tous les deux à la maternité, si vous donnez naissance à votre enfant en structure, à domicile, dans le cas d'un AAD (accouchement à domicile), ou en maison de naissance. Puis, le premier mois, profitez au maximum des moments ensemble.

Voici quelques questions que vous pouvez d'ores et déjà vous poser : comment allez-vous organiser votre congé et celui de votre compagnon/compagne ? Qu'est-il possible de mettre en place pour alléger le planning professionnel et gérer le quotidien de votre organisation familiale ? Quelles sont les tâches urgentes et celles que vous pouvez reporter, afin que votre partenaire puisse vous soulager ?

« Le véritable voyage de découverte ne consiste pas à chercher de nouveaux paysages, mais à avoir de nouveaux yeux. »

Marcel Proust

TÉMOIGNAGE : l'organisation de la période postnatale

Aline Gosse

Doula depuis deux ans, je garde le souvenir d'un rendez-vous particulier avec une maman en fin de grossesse, qui m'a permis d'en apprendre beaucoup sur moi-même et surtout sur l'entourage du couple que j'accompagnais.

Le sujet principal était l'organisation et la gestion en période postnatale ainsi que l'allaitement maternel. Le conjoint avait en effet de nombreuses périodes de déplacement, parfois de plusieurs jours. La maman avait besoin d'être rassurée sur le fait qu'elle ne serait pas seule avec son nourrisson et son enfant de presque trois ans pour gérer le quotidien. Elle voulait solliciter sa famille mais ne savait pas comment faire.

Je leur ai donc proposé d'organiser une « table ronde » en rassemblant tous les membres de la famille qui souhaitaient contribuer à apporter de l'aide matérielle et/ou physique. Le jour du rendez-vous, nous étions assez nombreux autour de la table. Je me suis présentée, j'ai expliqué mon rôle en tant que doula et écouté les attentes et les interrogations de chaque personne. Les deux familles (parents, beaux-parents, sœurs, belles-sœurs du couple) étaient intéressées et reconnaissantes de l'aide que je leur apportais : de par ma présence, mon écoute sans jugement et mon soutien.

Mon but a été de permettre la communication la plus fluide possible entre chaque personne présente, même sur les sujets sensibles, et de faire en sorte que chacune d'entre elle soit entendue dans ses besoins et ses limites, en valorisant les compétences personnelles. Ces échanges ont été très forts en émotion, en authenticité et en amour. Je me suis sentie privilégiée d'être au cœur de cette expérience de vie. Chacun a ainsi pu mettre à plat ce qu'il avait sur le cœur. Les propositions d'aide ont été nombreuses et, grâce à cela, nous avons pu mettre en place un planning d'entraide, de visites, de courses à faire, de préparations de repas, de ménage, etc.

À la fin de ce rendez-vous, le couple m'a exprimé toute sa gratitude ; j'ai senti ces parents plus légers et soulagés pour la suite. Je pense que la période postnatale, ou 4e trimestre, est une phase très importante, fragile et délicate pour la relation mère-enfant, comme pour le couple et la famille, qui doivent trouver de nouveaux repères. Je suis heureuse du soutien que je peux apporter en tant que doula, particulièrement à ce moment précis.

Les premiers jours après la naissance ?

L'arrivée d'un bébé chamboule toute la famille. Aucun membre ne peut y rester indifférent, consciemment ou non. La place de chacun dans l'arbre généalogique évolue en effet avec l'arrivée de ce nouveau venu, ce qui n'est pas toujours facile : les parents se retrouvent grands-parents, les sœurs, tatas, etc. Il arrive qu'une mère devenant grand-mère soit bouleversée, décontenancée par ce changement malgré le bonheur qu'elle éprouve. Quoi qu'il en soit, ne prenez pas les réactions d'autrui personnellement. Ce processus est normal et il faut du temps pour que chacun puisse asseoir sa nouvelle identité familiale.

Je vous propose, dans un premier temps, d'identifier ce dont vous pourriez avoir besoin, en termes d'intimité et de soutien, les premiers jours qui suivent la naissance.

Les visites à la maternité

Les visites à la maternité sont souvent mal venues. La maman qui vient d'accoucher est fatiguée ; son corps vient de fournir un effort considérable après neuf mois de grossesse et quelques heures de contractions. Le couple et le bébé aspirent à se découvrir mutuellement, et les parents doivent également prendre le temps de comprendre comment répondre aux besoins de leur nouveau-né.

En cas d'allaitement, un environnement intime et calme est requis pour mettre en place l'apprentissage de la « tétée ». Le bébé a le réflexe de succion, mais va apprendre à téter et, de notre côté, nous allons découvrir comment allaiter notre enfant.

Surtout, notre énergie ne doit pas être dispersée et utilisée pour recevoir du monde. Notre bébé a besoin de cette énergie et nous aussi en avons besoin. De plus, gardez en tête que même si vous aimez votre famille, dans l'immédiat, votre enfant n'a besoin que de ses parents. Pourquoi ne pas plutôt convier vos proches et vos amis à venir voir le bébé après le séjour à la maternité, ou au moins deux à trois jours après la naissance ? C'est bel et bien un sujet épineux. Pourtant, j'en suis persuadée, préserver sa « bulle » le plus longtemps possible est un gage de prudence et de sérénité.

Le temps du post-partum est un moment suspendu. Il est celui que l'on attendait : la rencontre physique avec ce petit être imaginé pendant toute la grossesse. Découvrir les traits de son visage, embrasser ses petites mains ou caresser sa peau toute douce sont des instants où l'on se réalise, où l'on se rencontre.

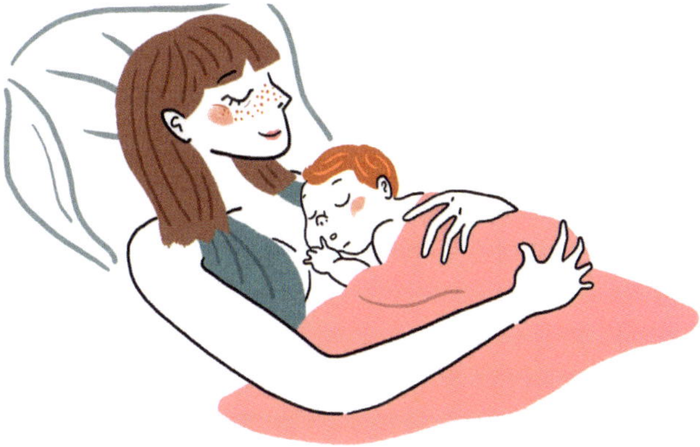

Ce moment de cœur à cœur et de peau à peau,
ce moment où son regard se plongera dans vos yeux, cet instant délicieux de la rencontre vous est destiné.

Le post-partum ou quatrième trimestre

Voici quelques questions que vous pouvez vous poser pour vivre au mieux le post-partum.

- Avez-vous déjà pensé à vous ménager après la naissance, à prendre du temps pour vous, votre bébé et votre compagnon/compagne ?
- Avez-vous pensé à ce que le papa prenne des congés juste après la naissance ?
- Quelles sont vos ressources pour mettre en place l'organisation nécessaire après la naissance ? Par exemple, anticiper les repas en congelant des plats maison pour les premiers jours, demander à une amie de venir garder le bébé le temps de prendre un bain, solliciter une sage-femme qui puisse se rendre à votre domicile, bénéficier des services d'une doula, etc.
- Aimeriez-vous que vos parents, votre famille et vos amis soient présents à partir du troisième jour qui suit la naissance ?
- Pensez-vous que vous pourriez avoir besoin d'une aide-ménagère à votre retour à domicile ou recevoir de l'aide de votre entourage pour vous soulager ?

« Quand le bébé arrive, il y a mille et une choses à faire. Parfois, nous oublions pourtant qu'en réalité il y en a mille deux, car il faut aussi prendre le temps de s'occuper de soi. Pour ensuite être vraiment disponible, en toute honnêteté, dans la joie, et non par devoir ou par contrainte. C'est vraiment essentiel. »

Maëliss Layeux, *accompagnement autour de la naissance*

Comment aider les aînés à accueillir au mieux le nouveau venu ?

Pendant la grossesse

Les enfants sont surprenants. Bien souvent, ils pressentent un changement avant même que la grossesse ne leur ait été annoncée ; quelque chose est perceptible pour eux. Et, s'ils ne savent pas toujours mettre des mots sur ce qu'ils ressentent, cela ne signifie pas qu'ils n'ont pas l'intuition de ce qui se joue.

Quoi qu'il en soit, plusieurs livres existent à destination des jeunes enfants, afin de vous aider à leur faire comprendre ce qu'il se passe dans le ventre de maman… et dans son cœur. L'enfant a besoin de sentir que vous l'aimerez toujours, et ce même si votre attention à son égard est modifiée par la grossesse, puis par l'arrivée du nouveau-né.

Bien souvent, l'appréhension vient de la maman elle-même : « Vais-je pouvoir aimer un autre enfant autant que mon premier ? », « Ne vais-je pas culpabiliser d'être moins présente pour mon aîné ? » Une multitude de questions se bousculent, la laissant perplexe et parfois pleine de culpabilité.

Rassurez-vous, votre cœur a toute la place pour aimer. Il n'y a pas de limite à aimer et chaque membre de la famille a sa place. Certes, le statut de chacun va évoluer (l'enfant unique devient l'aîné, etc.), mais cela ne posera aucun problème. Que la fratrie se crée ou s'agrandisse, les bénéfices seront nombreux pour les uns comme les autres.

La première rencontre

Vous avez accouché de votre deuxième enfant ou plus ? Afin de ritualiser la rencontre avec votre ou vos autre(s) enfant(s) dans le partage et la bienveillance, proposez à votre aîné d'offrir un cadeau à son frère ou sa sœur. Vous pouvez confectionner quelque chose ensemble, ou l'emmener dans un magasin pour qu'il puisse choisir une petite peluche ou un objet de décoration, comme un cadre avec une photo. De la même manière, préparez pour votre aîné un cadeau qui lui sera offert par votre bébé. Cet échange de présents de bienvenue, de rencontre, permettra à chacun de se sentir concerné et considéré. De petits gestes qui feront une jolie différence.

Notes

CONCLUSION

La grossesse n'est pas une période qui nous extrait de la vie, de ses lois, de ses exigences, ou de ses tourbillons de joie ou de peine.

Nous traversons des moments forts tout au long de notre existence. Et, sur ce chemin, sur notre chemin de femme en particulier, nous avons la possibilité de vivre une expérience intense : la maternité. En transmettant la vie, nous portons d'ailleurs une responsabilité qui va bien au-delà de notre propre enfant : celle de l'humanité. La femme a par ailleurs un pouvoir immense, celui de révéler l'amour. Procurez-vous de l'amour, pour pouvoir en donner. Aimez-vous, respectez-vous. Prenez conscience de votre potentiel humain et spirituel. Vous avez un trésor en vous, dans votre cœur, et un autre au creux de votre ventre, qui comprendra un jour, à l'âge adulte, à quel point il peut briller.

Au-delà des changements hormonaux que nous vivons et des adaptations physiques que nous percevons durant la grossesse se trouve une autre réalité : nous sommes des êtres capables de transmettre le meilleur pour les générations à venir. Notre enfant représente le monde de demain. Cette « mère-veilleuse » opportunité de porter et de donner la vie va vous apporter une joie immense. Vous venez de vous offrir, en lisant ce livre, un magnifique cadeau : celui de prendre conscience de tous les aspects de la grossesse et du « devenir mère ».

Ensemble, futurs et jeunes parents ainsi que les professionnels, nous avançons ensemble, avec l'envie de construire une réalité qui nous ressemble et se rapproche des valeurs essentielles à notre bien-être et à notre évolution humaine.

À toutes et tous, je vous souhaite un beau voyage au cœur de la grossesse et de la parentalité.

REMERCIEMENTS

Je voudrais remercier toutes les mamans et tous les professionnels qui ont témoigné dans ce livre. Vous lui apportez une dimension interactive qui me semble essentielle. Nous avons besoin des autres pour avancer et créer un « égrégore » conscient et bénéfique pour tous.

Maxence, mon fils, je suis comblée d'avoir pu t'accueillir au creux de moi, puis dans mes bras. De t'accompagner aujourd'hui, sur ton chemin de vie. Je chéris chaque moment en tant que maman. C'est avec un bonheur non dissimulé que je te dédicace fièrement mon livre.

Merci à Nathalie Cornellana pour sa bienveillance dans cette merveilleuse expérience d'auteure.

Merci à Delphine, ma première lectrice, mon amie. Merci à mes amis et à ma famille pour leur soutien. Une petite dédicace spéciale pour Agathe, Aline et Julia.

J'ai également une pensée particulière pour toutes les mamans et les familles qui me suivent et me soutiennent. Tous vos retours magnifiques, tous nos échanges sur les réseaux sociaux et tous les moments que nous partageons lors d'événements sont précieux à mes yeux. Ils contribuent à remplir mon réservoir de bonheur.

SUR LE WEB

Instagram

Vous pouvez me retrouver sur mon compte Instagram : @aureliesurmely.

Quelques profils Instagram inspirés et inspirants

Allaitement : @apasdemoa @lalecheleague

Naturopathie : @juliasimon.naturally

Méditation : @meditationheartfulness

Parentalité : @isabellefilliozat @devenir_parent @famille_epanouie

Communication Quantique : @communicationquantique

Alimentation : @gilleslartigot @regenere_officiel

Sites

Découvrez mon site, les événements à venir et les programmes en ligne : www.lawebteledaurelie.com.

En voici d'autres qui vous aideront en tant que futurs et jeunes parents :

- parler des moments plus difficiles : www.maman-blues.fr ;

- en apprendre davantage sur la césarienne et l'après : www.cesarine.org ;

- trouver une sage-femme libérale : www.ansfl.org ;

- trouver une doula proche de chez vous : www.doulas.info.

BIBLIOGRAPHIE

Effea Aguilera, *Rituels de femmes pour découvrir le potentiel du périnée*, Courrier du livre, 2015.

Léandre Bergeron, *Comme des invités de marque*, Myriadis, 2019.

Isabelle Brabant, *Vivre sa grossesse et son accouchement. Une naissance heureuse,* Chronique Sociale, 2013.

Isabelle Challut, *Rituels de femmes pour réenchanter la maternité,* Courrier du livre, 2017.

Deepak Chopra, *Le Livre des secrets,* J'ai Lu, 2004.

Catherine Dolto et Colline Faure-Poirée, *J'attends un petit frère ou une petite sœur,* Gallimard jeunesse, 2019.

Réjane Éreau, *Un bébé enfin ! De l'infertilité à la maternité : un chemin inspirant au cœur de la naissance*, Trédaniel La Maisnie, 2016.

Isabelle Filliozat, *Il n'y a pas de parent parfait. L'histoire de nos enfants commence par la nôtre,* Marabout, 2013.

Héléne Gérin et Frédéric Laloux, *Ton cœur me parle et j'ai appris à l'écouter : 60 familles racontent leur aventure avec la Communication Connectée,* éditée par Hélène Gérin, 2016.

Gilles Lartigot, *Eat, Chroniques d'un fauve dans la jungle alimentaire,* Winterfields éditions, 2013.

Nathalie Le Gret, *Se préparer à l'accouchement, à la naissance, à la parentalité,* collection « Grands Sujets », Éditions E.L.P.E.A., 2006.

Sophie Metthey, *Vivre et transmettre le meilleur pendant sa grossesse. De l'importance de la vie intra-utérine dans l'épanouissement de l'enfant, Le Souffle d'Or, 2012.*

Pierre-Henri Meunier, *Transmettre la vie. L'Art d'être parents,* Éditions PHM, 2001.

Daniel Meurois et Anne Givaudan, *Les Neuf Marches. Un regard spirituel sur la grossesse et la naissance,* J'ai Lu, 2006.

25/11

Catherine Piraud-Rouet et Emmanuelle Sampers-Gendre, *Attendre bébé autrement*, Éditions La Plage, 2018.

Jean-Pierre Relier, *L'aimer avant qu'il naisse. Le Lien mère-enfant avant la naissance*, Robert Laffont, 1993.

Annie Tranvouëz Cantele, *Symbolique des prénoms transgénérationnels,* Quintessence, 2009.

Frans Veldman, *Haptonomie, amour et raison,* Presses Universitaires de France, 2004.

François de Witt, *La Preuve par l'âme. Un polytechnicien démontre notre immortalité,* Trédaniel La Maisnie, 2015.

PAPIER À BASE DE FIBRES CERTIFIÉES

LAROUSSE s'engage pour l'environnement en réduisant l'empreinte carbone de ses livres. Celle de cet exemplaire est de : 900 g éq. CO_2 Rendez-vous sur www.larousse-durable.fr

Les Éditions Larousse utilisent des papiers composés de fibres naturelles, renouvelables, recyclables et fabriquées à partir de bois issus de forêts qui adoptent un système d'aménagement durable. En outre, les Éditions Larousse attendent de leurs fournisseurs de papier qu'ils s'inscrivent dans une démarche de certification environnementale reconnue.

Imprimé en Espagne par ESTELLA GRAFICAS
Dépôt légal : août 2019
322664/01 - 11039651- juillet 2019